常见皮肤病性病防治 200 问

主　编　张云平　高金銮
副主编　吕茜茜　王凤霞　刘继霞
　　　　刘晓英　王思慧
编　委　（按姓氏笔画排序）
　　　　王凤霞　王思慧　王桂冬　王益昌
　　　　李　玫　吕茜茜　刘晓英　刘继霞
　　　　岳凤菊　陈学顺　张云平　赵登坤
　　　　贺朝龙　高金銮　高爱芹　盛延兴

北京大学医学出版社

图书在版编目(CIP)数据

常见皮肤病性病防治200问/张云平,高金銮主编.
北京:北京大学医学出版社,2004.8
ISBN 978-7-81071-676-5

Ⅰ.常... Ⅱ.①张...②高... Ⅲ.①皮肤病—防治—问答②性病—防治—问答 Ⅳ.R75-44

中国版本图书馆CIP数据核字(2004)第070594号

常见皮肤病性病防治200问

主　　编：张云平　高金銮
出版发行：北京大学医学出版社(电话:010-82802230)
地　　址：(100191)北京市海淀区学院路38号　北京大学医学部院内
网　　址：http://www.pumpress.com.cn
E-mail：booksale@bjmu.edu.cn
印　　刷：北京地泰德印刷有限公司
经　　销：新华书店
责任编辑：冯智勇　　　　责任校对：潘　慧　　　责任印制：张京生
开　　本：850mm×1168mm　1/32　印张:4.375　字数:108千字
版　　次：2004年8月第1版　2012年3月第17次印刷
书　　号：ISBN 978-7-81071-676-5
定　　价：10.00元

版权所有，违者必究
(凡属质量问题请与本社发行部联系退换)

前 言

健康是最大的幸福，失去了健康，一切都是空中楼阁。那些曾经或正在被病痛折磨的人会有刻骨铭心的感受，只有掌握了足够的健康知识，才能懂得如何去呵护自己的身体，使其保持最佳状态，为生活提供强有力的保证。

本书由具有丰富临床经验的皮肤病性病专业人员编写，内容简明扼要，通俗易懂。以问答的形式，对皮肤、汗腺、毛发、爪甲等常见病、多发病以及性传播疾病等问题作了讲解。早在2000多年前，我国医学先贤就提出了"上工不治已病治未病"的训诫。在实际生活中，皮肤病性病的预防尤为重要。本书既可帮助皮肤病性病患者及其家属对所患疾病有所了解，以正确的态度对待疾病，争取早日痊愈，也可使正常人了解有关皮肤病性病的知识，加强预防。同时，本书也可供中初级临床医生参考。

因水平有限，写作时间仓促，不足之处敬请同道批评指正。

编 者

目 录

一、皮肤基本知识

1. 你知道皮肤有多大、多重、多厚吗? ……………… (1)
2. 皮肤有几种颜色? ………………………………… (1)
3. 甲由哪几部分组成?生长速度如何? …………… (2)
4. 老年人的皮肤为什么越来越干燥? ……………… (2)
5. 起鸡皮疙瘩是怎么回事? ………………………… (2)
6. 人体哪个部位触觉最敏感? ……………………… (3)
7. 皮肤爱出油怎么办? ……………………………… (4)
8. 怎样保护干性皮肤? ……………………………… (4)
9. 哪些护肤品最易吸收? …………………………… (5)
10. 用搓澡巾洗澡是好习惯吗? ……………………… (5)
11. 瘙痒是怎么回事? ………………………………… (6)
12. 搔抓与热水烫能止痒吗? ………………………… (7)
13. 为什么有人在饮酒后会脸红? …………………… (7)
14. 汗液为什么有颜色? ……………………………… (8)
15. 影响正常皮肤性状的因素有哪些? ……………… (8)
16. 患皮肤病要注意什么? …………………………… (8)
17. 激素类药膏能抹面部吗? ………………………… (10)
18. 何为脱敏治疗? …………………………………… (10)
19. 哪些皮肤病适合做激光治疗? …………………… (11)

二、细菌性皮肤病

20. 毛囊炎和须疮是怎么引起的? …………………… (13)
21. 如何治疗疖、痈? ………………………………… (13)
22. 脓疱疮有何特点? ………………………………… (14)

23. 得了脓疱疮怎么办？ (14)
24. 新生儿脓疱疮有何特点？ (15)
25. 何为丹毒？临床表现如何？ (15)
26. 如何治疗丹毒？怎样预防？ (16)
27. 何为类丹毒？ (16)
28. 猩红热有哪些特征？ (17)
29. 儿童患猩红热如何处理？ (17)
30. 腋毛为何会变色？ (18)

三、病毒性皮肤病

31. 单纯疱疹有何特点？ (19)
32. 长了单纯疱疹怎么办？ (19)
33. 带状疱疹为何又叫"缠腰龙"？ (20)
34. 为什么带状疱疹消退后还会疼痛？ (21)
35. 带状疱疹的治疗原则有哪些？ (21)
36. 长"瘊子"是不是血液病？ (22)
37. 如何治疗"瘊子"？ (22)
38. 何为扁平疣？ (23)
39. 传染性软疣是怎么回事？ (23)
40. 何为手、足、口病？ (24)

四、真菌性皮肤病

41. 什么情况下易患癣病？ (25)
42. 癣病传染吗？ (26)
43. 癣病能根治吗？ (26)
44. 头癣是怎么回事？ (27)
45. 如何治疗和预防头癣？ (28)
46. 体癣有何特点？ (29)
47. 治疗体癣应注意哪些方面的问题？ (29)

48. 何为股癣？……………………………………（30）
49. 如何治疗股癣？………………………………（31）
50. "手脱皮，痒"一定是手癣吗？………………（31）
51. 足癣有哪几种类型？如何治疗？……………（32）
52. 何为花斑癣？…………………………………（33）
53. 灰指甲是怎么回事？…………………………（34）
54. 如何治疗灰指甲？……………………………（34）

五、动物性皮肤病

55. 疥疮是怎么回事？……………………………（36）
56. 如何防治疥疮？………………………………（36）
57. 蜂蜇伤如何处理？……………………………（37）
58. 匐行疹是怎么回事？…………………………（37）

六、物理性皮肤病

59. 鸡眼是怎么回事？……………………………（38）
60. 胼胝是什么？…………………………………（38）
61. 手足皲裂怎么形成的？………………………（39）
62. 何为夏令皮炎？………………………………（39）
63. 痱子是怎样形成的？…………………………（39）
64. 冻疮是怎样形成的？如何防治？……………（40）
65. 褶烂是怎么回事？……………………………（41）
66. 日光可引起哪些皮肤病？如何预防？………（41）

七、过敏性皮肤病

67. 什么是接触性皮炎？…………………………（43）
68. 哪些物质会引起接触性皮炎？………………（43）
69. 如何防治接触性皮炎？………………………（43）
70. 成人湿疹有哪些特点？………………………（44）

71. 得了成人湿疹怎么办？……………………………（44）
72. 成人湿疹的预防原则是什么？……………………（45）
73. 药疹是怎么引起的？………………………………（45）
74. 得了药疹怎么办？…………………………………（46）
75. 何为荨麻疹？发病原因及临床特点如何？………（46）
76. 如何治疗荨麻疹？…………………………………（46）

八、红斑鳞屑性皮肤病

77. 银屑病临床表现如何？……………………………（48）
78. 银屑病能根治吗？…………………………………（48）
79. 为什么治疗银屑病不能用"一针灵"？……………（49）
80. 治疗银屑病应注意哪些事项？……………………（49）
81. 治疗银屑病的常用方法有哪些？…………………（50）
82. 中医如何治疗银屑病？……………………………（51）
83. 如何预防银屑病复发？……………………………（52）
84. 银屑病患者常洗温泉好吗？………………………（53）
85. 何为玫瑰糠疹？……………………………………（53）
86. 何为"桃花癣"？……………………………………（54）

九、血管性皮肤病

87. 何为过敏性紫癜？…………………………………（55）
88. 为什么有些小儿哭闹后眼睑及周围会出现瘀点？
 ………………………………………………………（55）
89. 哪些人易患静脉曲张？……………………………（56）
90. 静脉曲张有哪些并发症？…………………………（56）
91. 静脉曲张患者应注意些什么？……………………（57）
92. 如何治疗静脉曲张？………………………………（57）
93. 什么是色素性紫癜性皮肤病？……………………（58）

十、皮肤附属器疾病

94. 油性皮肤为何易发炎？ (59)
95. 寻常痤疮有哪些表现？ (59)
96. 痤疮愈后会留疤吗？ (60)
97. 如何防治口周皮炎？ (61)
98. 哪些因素能引起鼻子变红？ (61)
99. 汗疱疹是怎样形成的？ (62)
100. 哪些疾病引起手足起疱、脱屑？ (63)
101. "鬼剃头"是怎么回事？ (63)
102. 如何治疗秃发？ (64)
103. 甲板纵裂是怎么回事？ (65)
104. 匙状甲是怎样形成的？ (65)
105. 哪些疾病易引起甲剥离？如何处理？ (66)
106. 甲营养不良是如何引起的？ (67)
107. 甲变色有何临床意义？ (67)

十一、大疱性皮肤病

108. 身上长大疱应考虑到哪些疾病？ (69)
109. 何为天疱疮？有哪几种？ (69)
110. 如何治疗寻常型天疱疮？ (70)
111. 类天疱疮有何特点？ (71)
112. 大疱性皮肤病常用治疗方法有哪些？ (71)
113. 何为掌跖脓疱病？ (72)

十二、色素障碍性皮肤病

114. 何为黄褐斑？ (73)
115. 孕妇为什么易长黄褐斑？ (73)
116. 如何治疗黄褐斑？ (74)

117. 雀斑是怎么回事？……………………………………（75）
118. 皮肤变白常见于哪些疾病？…………………………（75）
119. 何为白癜风？…………………………………………（76）
120. 如何治疗白癜风？……………………………………（76）
121. 白癜风患者应注意哪些事项？………………………（77）

十三、遗传、代谢障碍性皮肤病

122. 鱼鳞病是怎么回事？…………………………………（78）
123. 如何治疗鱼鳞病？……………………………………（78）
124. 什么是月经疹？为什么会发生月经疹？……………（79）
125. 维生素 A 摄入越多越好吗？…………………………（80）
126. 维生素 B_2 缺乏的主要临床表现有哪些？…………（80）
127. 何为坏血症？…………………………………………（81）
128. 烟酸缺乏有何表现？…………………………………（81）
129. 皮肤发黄就是黄疸吗？………………………………（82）

十四、粘膜疾病

130. 伴有口腔溃疡的疾病有哪些？………………………（84）
131. 何为复发性口腔溃疡？………………………………（85）
132. 何为粘膜白斑？………………………………………（85）
133. 粘膜白斑能治好吗？…………………………………（86）
134. 何为珍珠状阴茎丘疹病？……………………………（87）
135. 引起龟头炎的原因有哪些？…………………………（87）
136. 如何治疗龟头炎？……………………………………（88）

十五、皮肤肿瘤

137. 老年疣是怎么回事？…………………………………（89）
138. 何为线状表皮痣？……………………………………（89）
139. 什么是汗管瘤？易与哪些病混淆？…………………（90）

140. 皮赘是怎么回事？…………………………………（90）
141. 瘢痕疙瘩能手术切除吗？……………………………（91）
142. 黑痣恶变有何特征？…………………………………（91）
143. 日光角化病有何特征？………………………………（92）
144. 如何预防皮肤癌？……………………………………（92）
145. 常见的黑素瘤有哪些？………………………………（93）

十六、结缔组织病

146. 引起红斑狼疮的原因有哪些？………………………（94）
147. 系统性红斑狼疮有哪些损害？………………………（94）
148. 红斑狼疮预后如何？…………………………………（95）
149. 皮肌炎有何表现？……………………………………（95）
150. 结缔组织病治疗原则有哪些？………………………（95）

十七、性传播疾病

151. 什么是性传播疾病？我国规定性病监测有哪几种病？
　　　　……………………………………………………（96）
152. 性传播疾病的传染途径有哪些？……………………（96）
153. 哪些人易患性传播疾病？……………………………（97）
154. 性传播疾病对人类有哪些危害？……………………（97）
155. 现代性病有哪些新变化？……………………………（98）
156. 一旦得了性病怎么办？………………………………（99）
157. 为什么得了性病要全面检查？………………………（100）
158. 为什么性病患者的配偶也要及时接受检查？………（100）
159. 性病患者在症状消失后为什么还会复发？…………（101）
160. 性病会影响生育吗？…………………………………（102）
161. 孕妇得了性病要不要流产？…………………………（102）
162. 性传播疾病如果不及时治疗会不会癌变？…………（103）
163. 淋病是什么？…………………………………………（103）

164. 淋病的传播途径有哪些？ (103)
165. 淋病需要做哪些检查？ (104)
166. 淋病常用的治疗方法有哪些？ (104)
167. 淋病用药注意事项有哪些？ (105)
168. 如何预防淋病？ (106)
169. 妊娠淋病有哪些危害？ (106)
170. 非淋菌性泌尿生殖道炎有哪些主要症状？ (106)
171. 非淋需要做哪些检查？ (107)
172. 非淋常用的治疗方法有哪些？ (107)
173. 孕妇感染衣原体和支原体有什么危害？ (107)
174. 何谓尖锐湿疣？ (108)
175. 尖锐湿疣易与哪些疾病混淆？ (108)
176. 尖锐湿疣常用哪些方法治疗？ (109)
177. 梅毒是怎么得的？ (109)
178. 一期梅毒有哪些主要症状？ (110)
179. 二期梅毒有哪些主要症状？ (111)
180. 三期梅毒有哪些主要症状？ (111)
181. 梅毒需要做哪些检查？ (111)
182. 梅毒常用的治疗方法有哪些？ (113)
183. 梅毒用药注意事项有哪些？ (114)
184. 先天梅毒是怎么回事？ (115)
185. 梅毒对随访与复治有什么要求？怎样防护？ (115)
186. 生殖器疱疹有哪些主要症状？ (116)
187. 生殖器疱疹需要做哪些检查？ (116)
188. 生殖器疱疹常用的治疗方法有哪些？ (117)
189. 复发性生殖器疱疹是怎么回事？ (117)
190. 孕妇、新生儿生殖器疱疹病毒感染有何危害？ (118)
191. 如何预防生殖器疱疹？ (118)

192. 软下疳的临床表现是什么？ …………… (118)
193. 如何治疗软下疳？ …………………… (119)
194. 什么是艾滋病？ ……………………… (119)
195. 什么是艾滋病的潜伏期和窗口期？ …… (120)
196. 艾滋病病毒有什么特点？ …………… (120)
197. 艾滋病高危人群有哪些？ …………… (121)
198. 艾滋病的临床表现如何？ …………… (121)
199. 如何治疗艾滋病？ …………………… (122)
200. 如何预防艾滋病？ …………………… (122)

一、皮肤基本知识

1. 你知道皮肤有多大、多重、多厚吗？

皮肤覆盖于人体的表面，是人体最大的器官，在口、鼻、肛门、尿道口、阴道口等处与体内管腔粘膜相移行。成人的皮肤总面积约为 $1.2\sim2.0m^2$，新生儿约 $0.21m^2$，面积的大小与身高、体重成正比。其重量占体重的 $14\%\sim16\%$，一个体重为 60 公斤的成年人皮肤约重 8.5 公斤。

皮肤的厚度因性别、年龄、职业而异，一般为 $0.5\sim4mm$。掌跖部最厚，眼睑部最薄。儿童的皮肤比成人薄，同龄女性皮肤比男性略薄。

2. 皮肤有几种颜色？

人类的皮肤有六种不同的颜色，即红、黄、棕、蓝、黑和白色，主要是因为皮肤内黑素的数量及分布情况不同所致。黑素是一种蛋白质衍生物，呈褐色或黑色，是由黑素细胞产生的。由于黑素的数量、大小、类型及分布情况不同，决定了不同的肤色。黄种人皮肤内的黑素主要分布在表皮基底层，棘层内较少；黑种人则在基底层、棘层及颗粒层都有大量黑素存在；白种人皮肤内黑素分布情况与黄种人相同，只是黑素的数量比黄种人少。

人体皮肤的不同部位，颜色的深浅不同，在颈、手背、腹股沟、脐窝、关节面、乳头、乳晕、肛周及阴部等处颜色较深，掌跖部皮肤颜色最浅，因不同部位黑素细胞的数目不同所致。如头皮及阴部 $1mm^2$ 内约有 2000 个黑素细胞，其他部位为 1000 个，在粘膜处也有黑素细胞存在。

3. 甲由哪几部分组成？生长速度如何？

甲由多层紧密的角化细胞构成。外露部分称甲板；覆盖甲板周围的皮肤称甲廓；伸入近端皮肤中的部分称甲根；甲板下的皮肤称甲床；甲根下的甲床称甲母质，是甲的生长区，近甲根处新月状淡色区称为甲半月。指甲的生长速度约每 3 个月长 1cm，趾甲生长速度约每 9 个月长 1cm，正常甲有光泽，呈淡红色。疾病、营养状况、环境和生活习惯的改变可影响甲的颜色、形态和生长速度。

4. 老年人的皮肤为什么越来越干燥？

皮脂腺分泌和排泄的产物称皮脂，是一种混合物，含多种脂类物质，主要有饱和及不饱和的游离脂肪酸、甘油酯类、固醇类、角鲨烯等。皮脂排泄到皮肤表面，一部分附着在毛发上，起润泽毛发的作用；另一部分与汗腺及角质层排出的水分及多种物质共同形成一种覆盖于体表的角化脂质膜，其作用是润滑皮肤，保持水分，防止皮肤干燥、皲裂。

皮脂的分泌和排泄受神经内分泌的支配，并与人种、年龄、性别及温度等因素密切相关。皮脂腺是睾酮的靶器官，雄激素可促使皮脂腺增生肥大，分泌活动增加，大量的雌激素则抑制皮脂腺的分泌。青春期雄激素水平偏高，皮脂分泌最旺盛。在颜面、胸背等脂溢部位由于皮脂分泌过多而阻塞毛孔形成痤疮。而老年人随年龄的增长，雄激素水平下降，皮脂腺渐萎缩，皮脂分泌量渐减少，所以老年人皮肤会越来越干燥。皮脂腺的分泌与环境温度关系密切，皮温上升皮脂量增加，皮温上升 1℃，皮脂分泌量上升 10%，所以老年人冬季皮肤越来越干燥。

5. 起鸡皮疙瘩是怎么回事？

人们在看恐怖电影时，经常会觉得毛骨悚然、不寒而栗，浑身起鸡皮疙瘩,其实这是因为立毛肌的收缩活动引起的。

立毛肌是与毛囊有关的一种平滑肌,是由纤细的梭形肌纤维束所构成的。其一端起自真皮的乳头层,另一端插入毛囊中部侧面的结缔组织鞘内,与皮面形成钝角,因此当立毛肌收缩时,使毛发在皮面上直立,梭形肌细胞在其起端和终端都变成弹性硬蛋白纤维,后者插入肌细胞间隙内,并被固定,形成肌腱结合点。当肌肉松弛时,由于周围真皮的弹性回位,毛发回到原处,围绕外毛根鞘的弹性硬蛋白纤维牢固地附着于表皮细胞,实际上它的弹性较小而张力较大。肌肉的终端插入强直的毛囊,但其表皮下的起端则不强直,所以在立毛肌收缩时,皮肤被扭转而产生鸡皮样外观。

立毛肌活动受肾上腺素能交感神经支配,当发生恐惧、害怕等精神情绪变化时,交感神经兴奋,肾上腺素水平增高,立毛肌收缩,毛发直立,即发生所谓的毛骨悚然、起鸡皮疙瘩现象。

6. 人体哪个部位触觉最敏感?

正常皮肤内分布有感觉神经及运动神经,它们的神经末梢和特殊感觉器广泛地分布在表皮、真皮及皮下组织内,以感知体内外的各种刺激,引起相应的神经反射,维持机体的健康。因此皮肤有六种基本感觉,即触觉、痛觉、冷觉、温觉、压觉及痒觉。

触觉是皮肤的基本感觉之一。皮肤表面散布触点,触点的大小是不同的,有的直径可以大到0.5毫米,其分布也不规则,一般指腹处最多,其次是头部,而小腿及背部最少。所以指腹的触觉最为敏感,而小腿及背部最为迟钝。用线头接触手指腹会有明显的触觉,而接触小腿则完全无知觉。这也是为什么人们在打麻将时不用看牌也可以通过手指触摸知道是不是自己所需要的牌,而用两个相距0.5厘米的钝针触压背部皮肤却误认为是一个物体的原因所在。

7. 皮肤爱出油怎么办?

人体皮肤除掌、跖等部位和爪甲外,都有皮脂腺,特别是面部、头部、胸背部及阴部分布更多。因内分泌失调或神经精神疾患及某些疾病的影响,皮脂腺功能紊乱,皮脂分泌过多,头发及面部会像涂上一层油。头皮多,汗毛孔开放,还常常有皮脂堆积,这种现象称为油性脂溢。

有油性脂溢的人,皮肤不易出现皱褶,看上去显得年轻,但常常容易长"壮疙瘩",脱头发,皮肤痒,长疖子。有的还伴有一些其他症状,很惹人心烦。

有油性脂溢的人要少吃动物脂肪类和含糖高的食物,多吃蔬菜、水果及含蛋白质丰富的食物。洗头不要过勤,洗脸最好用温水,肥皂要选用中性或硫磺皂,不要用香脂类化妆品。

中医认为本病多因湿热内蕴、上蒸肌肤所致,往往建议患者内服清热除湿的药,外用透骨草、侧柏叶、皂角煎水洗患处。

8. 怎样保护干性皮肤?

有的人皮脂腺分泌少,皮肤干燥,毛孔不明显,看上去肤色白中透红,显得又细又嫩。不过,这种皮肤经不起风吹日晒,并常因情绪波动或环境变迁而发生明显变化,皮肤易出现烧灼感、干燥、脱屑或瘙痒等。保护不好容易出现早期衰老的现象,如皮肤松弛、颜面出现皱纹。

属干性皮肤的人,饮食宜多样化,多吃富有脂肪及维生素A、B的食物,克服偏食的不良习惯。洗澡过勤,且水温过热,对干性皮肤者是无益的,冬天以5～7天洗一次澡为宜。以中性肥皂或多脂肥皂为好,否则易将附着于皮肤上的油脂洗掉,感到瘙痒。洗浴后最好用些润肤剂,如擦些兑水甘油(一般用30%甘油溶液)。千万不能用纯甘油,纯甘油涂到皮肤上非但不能起润泽作用,反而吸收皮肤里的水分,使皮肤更为干燥。

9. 哪些护肤品最易吸收?

皮肤主要通过三种途径吸收外界物质,即角质层、毛囊皮脂腺及汗管口。市场上的护肤品根据赋形剂的不同可以分为水质类、油脂类及水油混合类(即霜类)三大类,其吸收途径也是不同的。水质护肤品是通过角质层吸收的,油脂类护肤品是通过毛囊皮脂腺透入,而霜类护肤品是通过上述两种途径被吸收的。护肤品搽于皮肤表面后被吸收的程度取决于护肤物质、赋形剂和角质层三者之间的作用,包括以下四个方面:

(1)护肤物质在赋形剂中的溶解度:药物在赋形剂中越易溶解,就越易保留在赋形剂中,也就越易随赋形剂分子一起进入表皮。

(2)护肤物质在角质中的溶解度:脂溶性物质在角质层溶解度明显高于单纯水溶性物质,其吸收程度也较好,而既能在油脂中又能在水中溶解的物质吸收是最好的。

(3)赋形剂的吸收情况:一般来说水和油脂都容易被皮肤吸收,其规律是:羊毛脂＞凡士林＞植物油＞液体石蜡。

(4)护肤物质的浓度:一般来说浓度越高,越易被吸收,但价格较贵,也易造成浪费。

从以上几个方面我们可以知道,凡是在水中和油脂中皆能高浓度溶解的护肤物质,即以水和羊毛脂的混合赋形剂制成的水包油或油包水的霜类护肤品最易被吸收。

10. 用搓澡巾洗澡是好习惯吗?

很多人喜欢在洗澡时用搓澡巾用力擦洗皮肤,认为这样才能洗掉皮肤上的脏垢,并视之为讲卫生的好习惯。其实,从皮肤的生理角度来看,这非但不是讲卫生,而且对皮肤有害。

皮肤的表面是由完全角化的角质细胞组成的角质层。角质细胞是基底细胞不断分化,经历棘层、颗粒层逐渐移行到角质层,呈扁平形，没有细胞核，并不断崩解脱落，形成所谓的"皮屑"。这个演变过程的时间称为表皮生长周期，约需3～4周，又称表皮换新率。角质层与其表面皮脂和水分乳化形成的表皮脂质膜共同构成了皮肤最表面的屏障保护层，起着十分重要的作用。一方面保护机体内部各种组织器官免受外界环境中的各种损害，如摩擦、牵拉、挤压、冲撞等机械性损伤，电击、光照、磁场等物理性损害，酸、碱腐蚀等化学损伤，尤其是致密的角质层能有效地防止直径200nm以上的细菌和病毒进入皮肤内；另一方面，角质层的半通透膜能够很好地防止体内营养物质的丧失，成人通过皮肤而丢失的水分每天约有240～480ml，但如果将角质层去掉，水分的丧失将增加10倍以上。

可见我们洗澡时用搓澡巾用力擦洗皮肤，常常使尚未完成角化的角质细胞过早剥脱，甚至将角质层完全剥脱，露出鲜红的颗粒层或棘层皮肤，使皮肤的屏障保护作用大大减弱，机体很容易遭受外界环境中的各种损害，而长期下来也容易加速皮肤的老化，所以不提倡用搓澡巾洗澡。

11. 瘙痒是怎么回事？

瘙痒是皮肤或粘膜的一种引起搔抓欲望的不愉快的感觉。产生的机制尚不完全清楚，有人认为痒与痛由同一神经传导，或痛的阈下刺激产生瘙痒，搔抓致疼痛，可减轻或抑制瘙痒。临床上应用拍打局部来解除瘙痒，也是一个例证。但也有矛盾的情况，某些化学物质如吗啡可使疼痛消失，但可诱发或使瘙痒加剧。中枢神经系统的功能状态对瘙痒有一定的影响，精神安定或转移注意力，可使瘙痒减轻；焦虑、烦恼或对痒过度注意时，瘙痒加重。目前已发现许多因素与瘙痒有关，如机械性刺激、电刺激、酸、碱、植物的刺激、动物的纤毛刺入皮肤的微小缝隙、代谢异常（如糖尿病、黄疸等）、变态反应和炎症反应的化学介质（如组胺、蛋白酶、多肽等）均可引起瘙痒。

12. 搔抓与热水烫能止痒吗？

许多皮肤病患者认为皮肤瘙痒用热水烫洗，或用盐水、花椒水，甚至肥皂水烫洗，或者借用"老头乐"等工具过度搔抓就可以达到止痒的目的，这是不正确的。

皮炎、湿疹类皮肤病是临床上常见病和多发病，因为其病理改变以浸润性炎症为主，所以瘙痒比较剧烈。但不能以热水烫洗、搔抓等方式图一时之快来止痒，因为这样作虽暂时能够麻痹神经末梢使瘙痒缓解，但烫洗会加重皮肤的浸润炎症，使皮肤毛细血管更加扩张、糜烂渗出加重；而搔抓使皮肤容易浸润肥厚，只会越抓越痒，越痒越抓，形成恶性循环。另外，一些感染性的皮肤病如脓疱疮、扁平疣及传染性软疣，还可因搔抓而蔓延发展；银屑病还可因搔抓发生同形反应，使疾病发展加重。

所以作为医务工作者，应该向患者说明坚决做到不烫洗、不搔抓，同时局部用药浓度要适当，避免使用强刺激性及易致敏性药物，并积极开导患者，鼓励其树立信心，配合医生治疗，消除悲观失望情绪。

13. 为什么有人在饮酒后会脸红？

日常生活中有些人饮酒后，出现脸红耳赤，医学上称"饮酒性面红"。面部皮肤潮红是因为皮下暂时性血管扩张所致，饮酒后血液中乙醇浓度迅速升高，引起面部血管扩张，出现面红，甚至全身皮肤潮红，有时伴荨麻疹、瘙痒。有学者认为是面部血管的过敏反应。少数饮酒性面红的患者在乙醇吸收5～10分钟内，面部感到灼热，同时面部或全身皮肤出现潮红、搏动性头痛、呼吸困难、恶心、呕吐、出汗、口渴、胸闷、低血压、晕厥、视力模糊和神志紊乱等症状，这叫"乙醛综合征"，是乙醇氧化代谢引起血液中乙醛水平升高之故。

14. 汗液为什么有颜色？

色汗是大汗腺功能失调造成的有色汗液，小汗腺有时也产生色汗。其原因可以是由于大汗腺分泌大量的色素脂褐质引起的，但也有其他原因，当最初无色的汗液到达皮肤表面后有色时，有人称为假色汗。小汗腺分泌汗液，在细菌特别是棒状杆菌作用下产生有色物质。色汗的部位常局限于面部及腋窝，其他部位如眼周、上下眼睑、眉上部、额部、腹股沟、鼻周、颈、胸、腹、阴部及四肢等处也可见到；颜色可为黄色、蓝色、青色、紫色、棕色及黑色等，以黄色为多见，红色很少。腋窝黄色汗常合并有腋臭。此外服用药物或染料也可分泌色汗，甚至使衣服污染。比如：注射美蓝可以使汗液呈黄色，碘化物可以使汗液呈淡红色，内服氯苯吩嗪可以使汗液呈红色。

大约10%的正常人中大汗腺分泌的色素是黄色、蓝色或绿色，大多不引起任何症状，极少数病例皮肤可被严重污染，这些部位常常不是大汗腺正常分布区域，而是异位性大汗腺存在的地方，例如面部。色汗症可发生于任何年龄，可以间断也可持续，目前尚无有效的治疗方法。

15. 影响正常皮肤性状的因素有哪些？

影响正常皮肤性状的因素主要有：①皮脂膜：由皮脂和汗液乳化形成的一层透明薄膜覆盖于皮肤表面。②皮肤的酸碱度：健康人皮肤的pH值在4.5~6.5之间。一般男性较女性更偏酸性，新生儿偏碱性，青春期皮脂最厚，pH值最低。③皮肤的性状：油性、中性、干性和混合性皮肤。④皮肤的敏感性。⑤疾病的影响。

16. 患皮肤病要注意什么？

（1）养心神：得了皮肤病特别是瘙痒严重的皮肤病，要提高对痒的忍耐能力。要心静神安,淡泊宁静。养成朴素而有节制的生活习惯,有利于减轻疾病和瘙痒的困扰。

(2) 避风、光:洗澡出汗后,应避免风寒,平时应避免强阳光下暴晒,如不注意,易使病情变化,症状加重。

(3) 防伤手:禁用手搔抓瘙痒处,否则易发炎肿痛。如瘙痒难忍,可用手拍打或戳按,也可用干净的刷子轻拂皮损处。

(4) 忌"腥发":"腥发"指"腥发动风之物"。食入此类食物常使病情加重。皮肤病患者应多吃豆制品及河边生长的植物,如莲蓬、莲子、藕、菱角,适当食用新鲜蔬菜、水果、动物脏器(如心、肝、肺、腰子)、瘦肉(如排骨等),少吃腥荤、油腻的食物以及鱼类。禁忌酒、辣椒、生葱、生蒜、虾、蟹及大动物的头、蹄等物。豆制品除营养丰富、补充蛋白质外,还有健脾除湿之功效,久食令人驻颜长寿,卫表密固,不易外感染毒。

(5) 饮食有节:饮食要无偏食,不以所恶而少食,不以所喜而饱食,严格控制食量,即使可口饭菜,也不例外。一日三餐要早上吃好,中午吃饱,晚上吃少。不吃或少吃零食。吃起饭来要"口口香"、"知味喜加餐"。

(6) 起居有时:起居要守时有序。睡眠充足可保持精神饱满,精力旺盛。

(7) 按时用药:患了皮肤病要按时服药、擦药,坚持有恒。许多病之所以未能治愈,往往并非药不管用,实为未能坚持。病情如有明显好转,可改服蜜丸、水丸、浸膏等。

(8) 注意观察:擦外用药时,每更换一种药,宜先从小面积试用,如无过敏(局部潮红、肿胀、渗出),方可大面积使用。治疗中如发现病情有变化或有不良反应,要及时到医院复查。

(9) 保持卫生:经常注意口腔、眼睛及外阴卫生,尤其是有溃疡发生者,更应注意。

17. 激素类药膏能抹面部吗?

由于糖皮质激素具有很强的抗炎、抗过敏、免疫抑制、抗增生等作用,所以临床上以糖皮质激素制成的外用软膏、霜剂在皮肤科应用相当广泛。但是激素在治疗的同时也有很多不良反应,有的患者对此并不十分了解,随便滥抹激素药膏,往往会适得其反,加重病情。如颜面部常见的脂溢性皮炎、酒渣鼻、痤疮等皮肤病,患者未经求医就自行涂抹药膏,开始因激素的抗炎和免疫抑制作用,病情暂时得以掩盖。一旦停药,病情又很快加重,甚至形成越坏越抹,越抹越坏的恶性循环,形成所谓的"激素皮炎",给医务人员的治疗带来很大的困难。

长期大量外抹激素药膏,在皱襞部及面部会引起皮肤萎缩、毛细血管扩张、萎缩纹、色素沉着、紫癜、瘀斑、伤口愈合缓慢、多毛症、痤疮样或酒渣鼻样皮疹,甚至真菌和细菌继发感染等。一般来说,效价越强的激素,副作用越强,在使用时宜常更换品种,不能在固定部位久用。目前临床上常用的激素效价由弱到强依次是:氢化可的松、醋酸氟氢考的松、丙酸倍氯米松、倍他米松、地塞米松、肤轻松、氯氟舒松等。效价较强的激素药膏一般不宜在颜面部使用,患者更不可自己随便在脸上乱抹激素药膏。

18. 何为脱敏治疗?

临床上对于某些变态反应性皮肤病,如荨麻疹、皮肤划痕症、湿疹、自身过敏性皮炎、异位性皮炎、多形红斑、过敏性紫癜、皮肤瘙痒病等,经过一般抗过敏治疗,疗效不佳时往往采用脱敏治疗,有时会收到良好的效果。甚至对临床上其他皮肤病如银屑病、大疱性皮肤病、扁平苔藓、复发性毛囊炎、红皮症、泛发性神经性皮炎、硬皮病等,有时也会有意想不到的效果。脱敏治疗时严格灭菌操作一般无不良反应,少数患者可因局部刺激引起轻度红、肿、热、痛现象。脱敏治疗目前机制不十分清楚，一般认为是一种非特异性刺激疗法，通过非特异性刺激来达到脱敏作用，同时强化细胞和组织新陈代谢，提高机体的生理功能，增强抗病能力。临床上常用的脱敏疗法有以下几种：

（1）自血疗法：从患者肘部取静脉血5ml，立即在臀部作深部肌肉注射，两侧交替进行，每周2次，每10次为一疗程。若无反应，一次注射血量可增至10ml、15ml、20ml。

（2）胎盘血疗法：无菌条件下取良好健康的产妇的胎盘血，加抗凝剂后分装，每瓶5ml，冰箱保存。每周2次，深部肌肉注射，10次为一疗程。

（3）组胺球蛋白疗法：γ-球蛋白6mg/ml、盐酸组胺0.075mg/ml、硫代硫酸钠16mg/ml，以生理盐水作溶剂，配成每支2ml的注射液备用。每周2次，皮下注射2ml，4周为一疗程。

（4）组织疗法：采用人体或动物的健康组织，如胎盘、肾上腺、大脑、肝、皮肤等经特殊加工，制成组织液。一般隔日肌肉注射2ml，15次为一疗程。

19. 哪些皮肤病适合做激光治疗？

激光治疗作为一种物理治疗方法在皮肤科应用十分广泛。大功率激光作用于组织时，通过组织在极短时间内吸收激光能量、温度升高到数百摄氏度，从而使组织发生变性、凝固性坏死、炭化、气化，而达到治疗目的。小功率激光具有改善血液循环、提高代谢和酶活性的功能，促进组织增生等作用，临床上治疗皮肤病常用的激光有以下几种：

（1）二氧化碳激光：应用最广泛，辐射波长为10600nm红外线光，治疗时需在无菌操作和局部麻醉下进行，作用表浅，疗效高，而且不留或仅遗留很轻的瘢痕，在美容上可取得良好的效果。可用于治疗寻常疣、尖锐湿疣、疣状痣、色素痣、鲜红斑痣、睑黄瘤、毛发上皮瘤、汗管瘤、皮脂腺瘤、光线性角化病、基底细胞瘤、鳞状上皮癌、恶性小痣、恶性黑色素瘤等皮肤病。

（2）氩离子激光：有波长488nm的蓝光和514nm的绿光两种，其波长在血红蛋白和黑色素吸收光谱曲线的峰值中，故用于皮肤血管性和色素性损害是较为理想的。主要治疗鲜红斑痣、毛细血管扩张症、蜘蛛痣、匐行性血管瘤、酒渣鼻、卡波肉瘤等。

（3）氦氖激光：波长为632.8nm的红光，输出功率很小，只用于低功率照射，对组织有较深的穿透性，具有改善皮肤微循环、促进皮肤毛细血管新生、促进皮肤粘膜溃疡愈合、增强免疫功能、减轻炎性水肿、促进炎症消散等作用。常用于治疗皮肤粘膜溃疡、瘀积性皮炎、带状疱疹及其后遗神经痛、皮肤瘙痒症、寒冷性多形红斑、冻疮等。

二、细菌性皮肤病

20. 毛囊炎和须疮是怎么引起的？

毛囊炎是指毛囊发生的炎症。须疮也是一种毛囊炎，因发生于男子的胡须部位而得名。毛囊炎和须疮皮损特点相似，都表现为毛囊性丘疹或脓疱，可多可少，可大可小，可深可浅，一般不超过火柴头大，不痛或微痛。所谓毛囊性丘疹，是指在丘疹中心有一根毛发贯穿。毛囊炎通常不溃破，有时在红色突起的毛囊口表面上覆以细小的结痂，病愈时脱落。

毛囊炎好发于头皮、面部有毛区、前胸、上背及四肢伸侧。须疮多发生于上唇靠近鼻部的胡须部位，有时眉毛、腋毛、阴毛区域亦可受损。

毛囊炎和须疮有以下几种易患因素：①局部皮肤的物理性或化学性损伤。②多毛和油脂分泌多。③疲劳及精神紧张。

此外，须疮的发生还与口腔或鼻腔及副鼻窦的感染灶有关。痤疮、酒渣鼻、脂溢性皮炎等病亦可发生毛囊炎，但属于继发性，不应再单独诊断为毛囊炎。

21. 如何治疗疖、痈？

疖和痈的发病机理相同，故二者在治疗上也基本一致，可分为全身治疗和局部治疗两方面：

（1）全身治疗：若病情较重，全身症状明显，伴发热、恶寒、头痛、周身不适等，化验血常规见白细胞总数及中性粒细胞增多，应酌情应用口服或静滴抗生素，如青霉素、红霉素、磺胺药等。若患有糖尿病及其他疾病，应同时治疗。

（2）局部治疗：未化脓者可用3%碘酊外涂，或中药金黄膏、紫金锭外敷，亦可用蒲公英、马齿苋等鲜品洗净捣烂外敷，每日 1～2 次。已化脓者可切开排脓。此外，尚可配合应用紫外线、红外线、超短波等物理疗法。

在治疗疖、痈的同时，应注意补充各种营养及维生素，以增强抵抗力。局部避免挤压，以防细菌扩散，特别是发生于面部的疖、痈，切忌挤压、针刺。饮食宜清淡，鱼虾、羊肉等应避免食用。

22. 脓疱疮有何特点？

根据临床症状，脓疱疮可分为两型：

（1）大疱型脓疱疮：由金黄色葡萄球菌所致。起病迅速，初为散在小水疱，很快扩大、化脓，成为脓疱或脓性大疱。疱壁比较松弛，看似起皱。疱内脓液常沉积在底部或下半部，呈半月形。疱壁很薄，易破溃流脓，露出糜烂面，干后形成黄色脓痂，有时痂下脓液向四周溢出，再发生新的水疱、脓疱，排列成环形弧形，又称环状脓疱疮。好发于面、头、四肢等露出部位，自觉瘙痒，一般无全身症状。

（2）脓痂型脓疱疮：由溶血性链球菌所致，或与金黄色葡萄球菌混合感染引起。特点是在红斑的基础上发生薄壁的水疱，迅速转变为脓疱，周围有明显的红晕，脓疱破后其渗液干燥结成蜜黄色厚痂，痂不断向四周扩展与邻近皮损互相融合。本型好发于面部，尤其是口周、鼻孔周围及耳廓部位多见，亦可发生于四肢。由于瘙痒明显，常因搔抓将细菌接种到其他部位而发生新的皮疹。陈旧的痂一般约 6～10 天自然脱落而愈，不留瘢痕。

23. 得了脓疱疮怎么办？

得了脓疱疮要积极治疗，同时还要注意消毒隔离。特别是儿童患者，应等病好后再去幼儿园或学校，以免传染别的儿童。患儿使用的衣服、毛巾、枕巾等应经常烫晒消毒。本病治疗包括全身治疗和局部治疗：

(1) 全身治疗：对皮损广泛，伴有发热或淋巴结炎者，可应用抗生素如青霉素、磺胺药等。

(2) 局部治疗：水疱或脓疱，用消毒针穿破，以无菌棉球吸取疱液，尽量避免疱液溢到正常皮肤上。同时可选用1%龙胆紫溶液或0.5%新霉素溶液外涂。对脓痂较厚者，可外搽1%新霉素软膏。

24. 新生儿脓疱疮有何特点？

新生儿脓疱疮有以下几方面特点：

(1) 发病急骤，传染性强，可在婴儿室、哺乳室中造成流行。

(2) 皮损广泛严重：初起在面部、躯干或四肢突然发生大疱，疱液开始澄清，后浑浊化脓，四周绕以红晕。疱壁薄，易于破裂，破后露出鲜红湿润的糜烂面。病变在数小时或1～2日即可波及大部分皮肤、粘膜。

(3) 全身症状明显：可有发热、绿色泡沫便。有的可并发败血症、肺炎、肾炎或脑膜炎而死亡。

一旦患病，应及早给予有效的抗生素，如青霉素、红霉素等，并注意补充营养和液体。局部创面要保持清洁，避免摩擦，可外涂2%龙胆紫溶液或0.5%～1%新霉素乳剂等。

25. 何为丹毒？临床表现如何？

丹毒是由溶血性链球菌感染引起的皮肤或粘膜、皮下组织内淋巴管及其周围组织的急性炎症，俗称"流火"。其病原菌是A族乙型溶血性链球菌，多由皮肤或粘膜破伤侵入，但亦可由血行感染。

本病起病急，有全身不适、寒战、高热、头痛、恶心呕吐等前驱症状，数小时后局部出现境界明显的水肿性红斑，表面紧张发亮，迅速扩大，有时皮损表面出现水疱，自觉灼热及疼痛，伴淋巴管、淋巴结炎，好发于面部和小腿。因临床特点不同，表现为水疱性、脓疱性、坏疽性、游走性、复发性丹毒，若淋巴受阻，可形成象皮肿。

根据典型的临床表现及外周血中白细胞增高，可诊断为丹毒。但应与接触性皮炎、癣菌疹、蜂窝织炎等鉴别。接触性皮炎有接触外界刺激物的病史，无全身症状，有瘙痒；蜂窝织炎为境界不清的弥漫性浸润潮红，显著凹陷水肿，不软化破溃，愈合结疤。

26. 如何治疗丹毒？怎样预防？

治疗：①一般治疗：注意休息，避免过度劳累，并适当隔离。如病在下肢，则应卧床，抬高患肢。积极治疗原发皮损，以防复发。②局部治疗：可用25%~50%硫酸镁溶液冷敷。如有疱液应抽取，再用0.5%新霉素溶液湿敷。③全身治疗：首选青霉素，对青霉素过敏者可选用红霉素或氧氟沙星等。④物理治疗：复发性丹毒可作紫外线照射。

预防丹毒，首先去除原发感染灶，如颜面丹毒多由鼻、咽、耳等处的病灶而引起，特别是鼻炎患者以及经常用手挖鼻的人；下肢多由外伤及足癣引起。其次增强机体免疫力，如营养不良、酗酒、丙种球蛋白缺陷皆为本病促发因素。注意皮肤的清洁卫生。

27. 何为类丹毒？

类丹毒是由猪丹毒杆菌感染所引起的类似丹毒损害的感染性皮肤病。常见于从事屠宰业、渔业、皮毛业等人员以及兽医、炊事员等。通过手部的细微损伤或割扎伤而发病。潜伏期数小时至5日。初起红斑，继而成局限性紫红色或青红色斑，边缘清楚，肿胀明显，触之有浸润感，渐扩展，中央部分消退，边缘微隆起而成环状或地图形皮疹，伴发热及关节症状。临床上分局限型、弥漫型、败血症型。治疗首选青霉素，亦可用头孢菌素类。对青霉素过敏者可选用红霉素或氧氟沙星等。

28. 猩红热有哪些特征？

猩红热是由溶血性链球菌（A型乙型）引起的急性传染病，患者多为儿童。主要经呼吸道传播，也可通过污染的食品、食具等而传染。临床表现以高热及全身细小密集红斑为特征。同时在本病的发病过程中还可见到四种特异性表现，即杨梅舌、帕氏线、环口苍白圈和手套、袜套样脱屑。

本病潜伏期2～5天，起病急剧，突然高热、头痛、咽痛、恶心、呕吐等。若细菌是从咽部侵入，则扁桃体红肿，可有灰白色易被擦去的渗出性膜，软腭粘膜充血，有点状红斑及散在性瘀点。发病初期，出疹之前即可见舌乳头红肿肥大，突出于白色舌苔之中，称为"白色杨梅舌"。3～4天后，白色舌苔脱落，舌色鲜红，舌乳头红肿突出，状似杨梅，称"红色杨梅舌"，同时伴有颌下淋巴结肿大。

病后1天发疹，依次于颈、胸、躯干、四肢出现细小密集的红斑，压之褪色，约36小时内遍及全身。肘弯、腋窝、腹股沟等皱褶处，皮疹更加密集而形成深红色或紫红色点状线条，称"帕氏线"。由于两颊及前额充血潮红，但无皮疹，口鼻周围呈现特征性口周苍白，称"环口苍白圈"。

皮疹出现48小时内，疹达高峰，皮疹呈弥漫性猩红色，重者可有出血疹。皮疹持续2～4天后，皮疹按出现顺序消退。起病第7～8天开始脱屑，全身性，尤其手掌、足跟为大片脱皮，像手套、袜套状。重者有脱发。

本病的并发症主要有三种：①化脓性并发症：有扁桃体周围脓肿、颈淋巴结炎、鼻窦炎、中耳炎、乳突炎等。②中毒性并发症：心肌炎、心内膜炎等。③变态反应并发症：在病后2～3周出现，如急性肾小球肾炎、风湿热等。

29. 儿童患猩红热如何处理？

猩红热多见于2～8岁的儿童，病情多较急重，有较强的传染性,而且如果治疗不及时还可出现一些严重的并发症。所以,应该引起家长的重视,一旦孩子出现类似的症状应及早诊断和治疗。治疗可分一般治疗及全身药物治疗:

(1) 一般治疗:卧床休息,供给充分营养和水分。咽痛时可给流质或半流质易消化的饮食,保持口腔清洁。高热时应及时退热。患儿应隔离 3~4 周,以防传染其他儿童。

(2) 全身治疗:尽管目前抗生素品种越来越多,效力越来越强,但青霉素仍是治疗猩红热的首选药物。因为青霉素对链球菌感染有特效,故不仅治疗效果好,尚可预防急性肾小球肾炎与风湿热等并发症。一般选用青霉素 G。

30. 腋毛为何会变色?

正常的腋毛和阴毛同身体其他部位的毛发颜色相同,但有些人在炎热季节会发现腋毛或阴毛的颜色异常,变成黄色、黑色或红色。这是为什么呢?

如果仔细观察就会发现,不是毛发变了颜色,而是在毛干外面包绕了一层黄色、黑色或红色的集结物。这些集结物可以是坚硬的,也可以是柔软的,呈小结节状或较弥散,使毛干变脆易于折断。病损部位的皮肤正常,但通常多汗。由于集结物的颜色不同,汗液可呈黄色、黑色或红色。一般无自觉症状,患者往往在无意中发现。

这种病症医学上称为腋毛癣,是由细菌感染引起的。病原菌是纤细棒状杆菌。本病的发生不受种族和性别的限制,好发于气候温和或炎热的季节。

保持局部清洁和勤洗澡是防治本病的有效措施,必要时可剃除受累的腋毛和阴毛,局部外用抗菌的粉剂及 1% 的福尔马林液。

三、病毒性皮肤病

31. 单纯疱疹有何特点？

（1）原发型单纯疱疹：①疱疹性齿龈口腔炎或外阴阴道炎：前者最常见，多发于1～5岁儿童，病损波及唇、舌、齿龈、颊以及咽部。后者由单纯疱疹病毒Ⅱ型引起，多由性交传染，皮损以男女外生殖器为主，男性同性恋发生肛交者可发生肛门直肠炎并肛门疱疹及溃疡。少数患者可并发脑膜炎。②接种性单纯疱疹：系由于单纯疱疹病毒直接接种于擦伤或正常皮肤内所致，皮损为簇集性水疱，局限于接触部位。发于手指者水疱较深在，疼痛明显，称为"疱疹性瘭疽"。③疱疹样湿疹：多并发于患有湿疹或异位皮炎的患儿。④播散性单纯疱疹：多好发于6个月至3岁的儿童，亦见于营养不良或免疫力低下的患者。⑤新生儿单纯疱疹：是因母亲患有生殖器疱疹，胎儿出生时经过产道被感染。多于出生后第4～6天起病，出现高热、黄疸和肝脾肿大，皮肤及眼结合膜可发生疱疹。病情危重，易致死亡。

（2）复发型单纯疱疹：①口唇疱疹（颜面疱疹）：损害好发于皮肤粘膜交界外，如口角、唇缘及鼻附近，亦有发生于颜面、唇部者。②生殖器疱疹：男性好发于包皮、龟头或冠状沟，偶可发生于尿道。女性好发于阴唇、阴阜、阴蒂或子宫颈。

32. 长了单纯疱疹怎么办？

外用皮质类固醇激素软膏如肤轻松、去炎松、倍他米松等在皮肤病治疗中应用很广，但不可用于单纯疱疹，因其可抑制血清中的干扰素从而减弱机体对病毒的免疫力。

本病有自限性，约1～2周可自愈，治疗原则为缩短病程，防止继发感染和并发症，减少复发。其治疗可分为全身治疗和局部治疗：

（1）全身治疗：对症状严重者，除支持疗法外，可应用无环鸟苷（阿昔洛韦），口服或静脉滴注均可。亦可选用其他抗病毒药或注射丙种球蛋白及白细胞转移因子。

（2）局部治疗：可选用2％硫酸锌溶液、1％醋酸铝溶液湿敷，或4％硼酸软膏、氧化锌软膏及2％龙胆紫溶液外涂。亦可用5％无环鸟苷霜局部外用。对疱疹样角膜炎，可用0.1％～0.5％疱疹净溶液滴眼。

无论哪种治疗方法，都不能防止单纯疱疹的复发，关键是要养成良好的生活习惯，避免各种诱发因素，以减少复发的次数。

33. 带状疱疹为何又叫"缠腰龙"？

带状疱疹是一种急性疱疹性皮肤病，因其常见于腰肋间，蔓延如带，故有"缠腰龙"之称。在中医学中，还有许多名称，如"缠腰火丹"、"蛇丹"、"蛇串疮"等都是指本病。

带状疱疹好发于春秋季节，成人多见。发病前局部皮肤往往先有感觉过敏或神经痛，伴有轻度发热、全身不适、食欲不振等前驱症状，亦可无前驱症状而突然发病。本病是由带状疱疹病毒引起的，皮损常沿某一周围神经单侧分布，一般不超过体表正中线，除常见于腰、腹部外，还可发生于胸部、四肢、颈部、鼻、眼、口腔等。患部发生潮红斑，继而其上出现多数成群簇集的粟粒至绿豆大的丘疱疹，迅速变为水疱，水疱透明澄清，疱壁紧张发亮，疱周有红晕。数群水疱常沿皮神经排列呈带状，各群水疱间皮肤正常。10余日后水疱吸收干涸、结痂。愈后留有暂时性淡红色斑或色素沉着，不留瘢痕。亦可因疱膜破溃形成糜烂，甚至坏死或继发化脓感染。全病程约2～3周。

除典型的皮疹外，神经痛是本病的另一大特点。一般在皮疹出现前1～2天即有神经痛，直到皮疹消退。疼痛的程度轻重不等，且与皮疹的严重程度无一定的关系。通常儿童带状疱疹患者疼痛很轻或没有疼痛，而老年患者多疼痛剧烈，甚至难以忍受。而且约 30%～50% 的中老年患者于损害消退后可遗留顽固性神经痛，常持续数月或更久。

34. 为什么带状疱疹消退后还会疼痛？

经常有些中老年患者，在带状疱疹完全清退后仍疼痛不止，局部皮肤完好无损却不敢触及。这是为什么呢？

我们知道，带状疱疹的发生是由潜伏在体内的病毒被激活而引起，其疼痛的本质是受累神经节的炎症甚至坏死，疼痛的程度轻重及时间长短与皮疹不一定保持一致。尤其是老年人，随着年龄的增长，机体的各种机能都在减退，受损的神经组织修复也较困难，故很容易发生后遗神经痛。特别是平素体质较差，或不及时治疗者，此种疼痛可持续数月甚至更久。

35. 带状疱疹的治疗原则有哪些？

①局部治疗：以干燥、消炎为主。疱疹未破时外搽炉甘石洗剂，每日数次；阿昔洛韦软膏外搽。若疱疹已破溃，需酌情以 3% 硼酸溶液或 0.5% 新霉素溶液湿敷或外搽 0.5% 新霉素软膏等。②抗病毒治疗：阿昔洛韦 5mg/kg 静滴，8 小时一次，疗程 5～7 日；阿糖腺苷 15mg/（kg·d），一日一次。可口服阿昔洛韦每次 0.2g，5 次/日，或泛昔洛韦每次 0.25g，3 次/日，或万乃洛韦每次 0.3g，2 次/日，疗程均为 7～10 日。③糖皮质激素：早期使用可抑制炎症过程和减轻后根神经节的炎症后纤维化，并可减少神经痛的发生率，最好在起病 5～7 日内应用。一般应用泼尼松 20～30mg/d，分 2～3 次口服，连用一周。④止痛药物：去痛片、颅痛定、布洛芬、吲哚美辛、扶他林等，也可用阿司匹林或卡马西平。⑤泛发严重病例除上述措施外，还应应用支持疗法，防止并发细菌感染。干扰素、丙种球蛋白、胸腺肽对本病均有疗效。⑥局部理疗：如氦氖激光、紫外线、频谱治疗仪照射等

可缓解疼痛,提高疗效。中医针灸疗法有明显的消炎止痛作用,对后遗神经痛亦有疗效。

36. 长"瘊子"是不是血液病?

"瘊子"是人们对寻常疣(或跖疣)的俗称,中医称"千日疮"。本病是由人类乳头瘤病毒(HPV)所引起,通过直接或间接接触传染,外伤对 HPV 感染是一个很重要的因素。

所以,长瘊子是感染病毒引起的,不是自身血液有病。但是本病发生与机体免疫状态有关。免疫缺陷者,如肾移植、恶性淋巴瘤、慢性淋巴细胞性白血病及红斑狼疮病人疣的发病率增高。

37. 如何治疗"瘊子"?

"瘊子"是一种常见的皮肤病,其治疗方法有很多种,大体上可分为以下四类:

(1)全身治疗:中药水煎内服,或以清热解毒为主,或以理气活血、软坚散结为主,多能奏效。常用的中药如清热解毒的板蓝根、大青叶、马齿苋,理气活血的川芎、赤芍、桃仁、红花、当归、牛膝,软坚散结的龙骨、牡蛎、穿山甲等。内服同时还可配合外洗,效果更佳。

(2)局部药物治疗:可用 10%～20%水杨酸或三氯醋酸、冰醋酸溶于等量的弹性火棉胶外涂疣体,或用 5% 5-氟尿嘧啶软膏外涂,可使疣体坏死、脱落。但可致局部刺激,出现红肿、皲裂、疼痛、过敏反应、色素沉着等副作用。还可用 0.1%争光霉素生理盐水溶液 0.1ml 注射于寻常疣或跖疣基底部,隔日 1 次,共 2～3 次即可脱落,此法副作用少。跖疣可用 3%福尔马林溶液作局部湿敷或浸泡,每日 1 次,每次 15 分钟,连续 4～8 周,常有效。

(3)物理疗法:包括冷冻、电灼、激光治疗等方法。

(4)手术切除:术后易复发且易形成瘢痕。

"瘊子"因影响美观，并给工作生活带来很多不便，患者多希望寻求简便而迅速的治疗方法。目前最受医生和患者青睐的要属冷冻和激光治疗，因其治疗迅速、彻底、简便易行而且副作用少。但这也不是绝对的，对于单发或数目较少者可作首选。如果是多发或融合的面积较大的疣体，还是应采取综合疗法为宜，即内服中药配合外洗中药或细胞毒性药物外涂以促使疣体脱落。

38. 何为扁平疣？

扁平疣在中医学中称"扁瘊"，其病原体和寻常疣一样，都是人乳头瘤病毒，但是病毒亚型不同。

扁平疣好发于青少年，又称青年扁平疣。多发于颜面、手背及前臂等处，表现为正常皮色或浅褐色，直径约2～4mm或稍大的圆形、椭圆形或多角形扁平丘疹，表面光滑，境界明显。一般无自觉症状或偶有微痒。在初发病时，皮损发展及增多较快，很多患者因不了解此病而常有意无意地搔抓患处，结果发现疣体越来越多，甚至沿抓痕呈串珠状排列或密集成片。这是怎么回事呢？因为在扁平疣的疣体中有大量活跃的病毒，当局部被搔抓时，疣体表面和正常皮肤可产生轻微的破损，这时病毒很容易被接种到正常皮肤上而产生新的疣体。扁平疣不仅可以自身传染，还可通过直接接触传染给他人。

本病经过慢性，可经1～2年或更久而自行消退。消退前疣基底部常出现炎症反应，瘙痒加重。本病可复发，极少数患者还有发生癌变的可能。

39. 传染性软疣是怎么回事？

在各种病毒疣中只有一种不是由人乳头瘤病毒引起的，这就是传染性软疣，中医称为"鼠乳"，俗称"水瘊子"。传染性软疣是由痘病毒中的传染性软疣病毒（MCV）引起的。痘病毒是最大的一种病毒，稍小于最小的细菌，在普通的显微镜下可以看到。

本病为直接接触传染，可自体接种，也可通过毛巾、搓澡巾、衣服等媒介物间接传染。由于也可通过性接触传染，近年来被列为性传播疾病（STD）之一。

本病多见于儿童及青年，潜伏期约2～3周。初起为米粒大的半球形丘疹，以后逐渐增大至豌豆大，中心微凹如脐窝，表面有蜡样光泽，早期质地坚韧，后逐渐变软，呈灰白色或正常肤色。顶端挑破后，可挤出白色乳酪样物质，称为软疣小体。损害数目多少不定，少者几个，多者可达几十个甚至上百个。少时分散，多时成簇，但不融合。多有痒感，好发于躯干、四肢、肩胛、阴囊等处，但全身任何部位皆可发生，有时可发生于唇、舌及颊粘膜。

本病易继发感染而出现局部红肿或并发脓疱，或在损害周围继发湿疹样损害。发于眼睑者常可引起慢性结膜炎或角膜炎。当软疣除去后，这些继发损害会自然消退。

如果未经治疗，传染性软疣一般约6～9个月可消退，亦有持续3～4年者。病程与数目无关，愈后不留瘢痕。

40. 何为手、足、口病？

本病是手、足、口腔发生水疱为特征的一种病毒性皮肤病。病原体是小核糖核酸病毒中的柯萨奇病毒，以A16型常见。可通过飞沫由呼吸道直接传播，亦可通过污染食品、衣物等由消化道感染。多在夏秋季流行，多为学龄儿童，尤以1～2岁幼儿最多，成人亦可发生。潜伏期4～7天。发疹前可有低热、头痛、食欲不振等症状。皮疹初为红色斑疹，很快发展为2～4mm大的水疱，壁薄，疱液澄清，周围绕以红晕，面部可有自发性疼痛或触痛。皮疹常同时发生于手、足、口，但也有患者不全表现，90%以上患者有口腔粘膜损害，病程约一周，很少复发。治疗可口服抗病毒药物或板蓝根、大青叶冲剂。

四、真菌性皮肤病

41. 什么情况下易患癣病？

癣病是由真菌引起的，而真菌又几乎无处不在。影响真菌的生长和繁殖的因素很多，如温度、湿度、氧气和营养物质等。真菌喜温暖潮湿，浅部真菌最适宜的温度为 22～28℃，过于干燥亦不利于真菌的生长。因此本病夏季发病率高，尤其我国南方地区更高。大多数真菌需要氧气，但需要量不同，一般真菌繁殖需要较多的氧。在营养物质中，碳是真菌能量的来源，对真菌的生长至关重要。同时也需要氮和各种矿物质。如果没有上述这些条件，真菌无法生存。

如果人体皮肤上有适合真菌生长繁殖的的条件就容易发生癣病。主要有以下几种情况：有些人多汗，皮肤潮湿，如不及时擦净和保持干燥，容易感染真菌而发生癣病；患糖尿病的人也容易发生癣病，因为皮肤里含糖量增加了，这等于提供了真菌生长的营养原料；长期使用激素或患有慢性病的人，以及多次照射 X 线的人，由于机体抵抗力降低，致使真菌有机可乘，故易发生癣病。当然，气候和环境也是重要的因素，住在温热带地区的人患癣病比寒带地区的人多。

此外，局部皮肤情况也是决定是否发生癣病的重要因素。例如经常穿胶鞋或皮鞋的人，由于透气性差，脚部的湿度和温度增高。若局部不干净，表面堆积很多皮屑，在这种情况下真菌极易生长而发生癣病；有些洗衣工或洗碗工，双手长时间浸泡在水中，加之热水和肥皂刺激使手部皮肤的天然保护功能破坏，也容易发生癣病；在肥胖人身上的皱褶处，由于局部温暖而潮湿，往往容易发生癣病。如果身上已经有了一种癣病，则可以通过自身传播而使其他部位也发生癣病。

总之，不论全身还是局部的皮肤生理功能发生变化，只要有适合真菌生长的温度和湿度等条件，就很容易发生癣病。为了预防癣病的发生，就要去除各种不利因素，保持皮肤的清洁和健康。

42. 癣病传染吗？

癣病是由真菌引起的，是一种传染性皮肤病。真菌存在于病损中，并不断生长繁殖产生大量的菌丝和孢子。如果正常皮肤接触到病损则很可能传染上癣病，这种传染方式称直接接触传染。如患有手癣的人与别人握手则可以传染对方。癣病还可以间接传染。因患病者用过的各种用具，如梳子、枕头、帽子、内衣裤、鞋袜及浴盆等均可被真菌污染，健康人接触或使用了这些用具，也可被传染。此外，患癣病的家禽或家畜等，也可以传染给人。

那么是否一接触到患癣病的人或动物就一定会被传染上呢？当然不是。首先要看真菌的致病力大小和数量的多少。同时，还要看个人抵抗力的强弱。

如果没有与病人及其他用品接触过，会不会得癣病呢？回答是肯定的。因为真菌在自然界分布广泛，我们身上的皮肤粘膜也常有各种真菌存在，空气中也有真菌飘浮。如果我们皮肤上有适合真菌生长繁殖的条件时，我们身上原有的真菌或空气中的真菌都可能生长起来，发展为癣病。可见，癣病不仅由传染发病，还可以由空气中或本身存在的真菌引起。

43. 癣病能根治吗？

在我们的生活中，癣病很常见，如人们所熟悉的脚气（脚癣）、灰指甲（甲癣）等，发病率很高。治疗癣病的药物也很多，如各种脚气药水、软膏、搽剂及内服抗真菌药等。但是，患了癣病后往往是时轻时重，反复发作，用再好的药也只是暂时缓解，似乎总也不能除根，这是为什么呢？

造成癣病迁延不愈的原因有很多，但很大程度上是因为人们缺乏对癣病的认识，思想上不够重视。癣病大多只损害局部皮肤，很少影响内脏和全身，对患者的工作和生活影响不大。而且稍加治疗则明显好转，或者随着季节和环境的变化会自行减轻，所以许多人并不把这些小痛痒放在心上。其实癣病是可以根治的。理由如下：

（1）癣病是由真菌引起的，只要把病损处的真菌都消灭掉，癣病就可以算除根了。

（2）要根据各种癣病的特点，采用不同的方法进行治疗。

（3）癣病经过治疗好转后，仍要坚持用药一段时间（主要指外用药），这样才能消灭残余的病菌，使癣病不再复发。

（4）要想使癣病不再复发，应尽可能消除引起癣病的原因。

如果能注意以上几个方面，癣病是能彻底治愈的。

44. 头癣是怎么回事？

头癣是真菌感染头皮和头发所引起的疾病。患了头癣，头皮上会出现很多灰白鳞屑或大片的黄痂，还可引起头发折断或脱落。严重者头发参差不齐甚至所剩无几，即人们所说的"癞痢头"。

头癣的发生主要是通过接触头癣患者或有病的动物而被传染的，从自然界中感染来的极罕见。正常人与患头癣者经常密切接触，特别是儿童在一起玩耍，头碰头的接触，很容易被传染。还有与有病的动物接触后患病，这都属于直接传染。如果使用头癣患者用过的帽子、头巾、枕头、梳子或理发推子、剪刀等也可被传染，这叫做间接传染。

但是，真菌感染后不一定都引起头癣，这与机体对真菌的抵抗力密切相关。大多数成人对真菌抵抗力较强，而儿童较弱，所以头癣多见于儿童。

45. 如何治疗和预防头癣？

头癣的防治措施包括三个方面，即消灭传染源、切断传播途径和保护易感者。

（1）消灭传染源：即治愈所有头癣患者及有病的家畜，这是最重要的。头癣不仅侵犯头皮，还侵入了毛囊根部，所以治疗起来较其他癣病要复杂。

①拔发治疗：头癣范围很小，可采用手工拔发治疗，即用平头镊子在病损区沿头发生长的方向逆根拔出。还应拔除病损区周围3mm内所有正常头发，以免病损扩散。然后将局部清洁干净，涂以2％碘酒，每天一次。如此每周拔发一次，连续3～4次，并经常洗头，每周涂5％硫磺软膏一次。若病损面积较大，可先用X线照射使头发松动而易于拔除。

②灰黄霉素综合治疗：即内服灰黄霉素，配合外用2％碘酒或5％硫磺软膏，每天洗头，每1～2周剪发一次。此法适于各型头癣，但应注意药物禁忌证及副作用，服药期间注意复查肝功能。灰黄霉素服法按每公斤体重10～20mg，连服15～20天，视病情轻重调整剂量大小。对于病损较小的黄癣及白癣，还应尽量结合手工拔发治疗，这样可减少口服药的用量从而避免可能引起的副作用。

（2）切断传播途径：如果发现一个头癣患者，应采取适当的隔离措施。例如患头癣的儿童暂时不应到幼儿园或小学校去，待完全治好后再恢复集体生活。在家中也应避免传染给家里人或其他儿童。同时对患者用过的帽子、头巾、枕巾、衣被等应采用日晒、开水煮烫等办法消毒。污染过的理发工具也要彻底消毒，可以煮沸消毒，也可置于密闭容器内用甲醛气体熏。带菌的毛发、鳞屑及痂皮等应用火烧毁。

（3）保护易感者：对于头癣来说，每一个儿童都是易感者，所以头癣常在幼儿园或小学校里传播。预防头癣不是靠吃药，而是要加强宣传教育，使儿童养成良好的卫生习惯，并经常检查儿童的头部，如果发现可疑情况，应及时到医院诊治。

46. 体癣有何特点？

体癣是由真菌引起的，凡致病性真菌寄生在人体的光滑皮肤上所引起的浅表损害统称为体癣。有经验的医生常常不用做真菌检查，即可诊断癣病，这是因为癣病的发生和皮损表现具备以下几方面共同特点：

（1）发病特点：体癣常常由自身接种传染而引起，也就是说先发生手癣、脚癣、股癣、甲癣或头癣，然后由这些癣病再传染到皮肤上来，单独的体癣较少见。当然，如果与癣病患者密切接触或共用毛巾、衣裤等也可以被传染。另外，癣病的发生与机体抵抗力强弱有关。当患有糖尿病或其他全身性疾病以及长期大量应用激素、免疫抑制剂等都会使机体免疫力下降，这时即使真菌数量很少也能引起体癣。

（2）皮损特点：体癣初起表现为局部皮肤发生红斑、丘疹或水疱等损害。水疱干涸后出现脱屑，并逐渐向四周扩大，同时皮损中央部分有自愈倾向而使皮损呈环状或多环状，边缘隆起，界线清楚，形如铜钱，故俗称钱癣或圆癣。日久皮肤上有脱屑和色素沉着，皮损周边部位炎症明显，常有活动性红斑、丘疹及水疱。

（3）季节特点：温暖潮湿的环境有利于真菌的生长和繁殖，所以体癣在夏季会明显加重，皮损边缘活跃，起丘疹、水疱及脱屑，并伴有明显的瘙痒，到了冬天，皮损自然减轻甚至消失，如果不治疗，到天气转热时又会发作。

47. 治疗体癣应注意哪些方面的问题？

（1）消灭传染因素：因体癣大都由自身其他癣病而引起，故治疗体癣的同时要治疗其他部位的癣病，如头癣、手癣、足癣等。还应避免与其他患有癣病的人或动物接触，否则即使治疗好了体癣也会因再次感染真菌而复发。

（2）坚持正确用药：许多药物都可以治疗体癣，但有些患者换遍了各种药物还是治不好，这主要是由于方法不当。外用药治癣病简单易行，但必须坚持每日涂药 2～3 次，涂药范围要稍大于皮损面积，而且即使皮疹消退、瘙痒不明显了还要坚持一段时间。千万不要三天打鱼两天晒网，就好像斩草没有除根一样，病情虽可暂时缓解，但遇到适当的条件就会春风吹又生了。

（3）忌用皮质类固醇软膏：皮质类固醇软膏如肤轻松软膏、地塞米松软膏、倍他米松软膏以及一些含有激素的中药软膏可用于许多过敏性皮肤病，如湿疹、接触性皮炎、神经性皮炎等，效果都很好。但体癣是真菌引起的，激素不能杀灭真菌，相反能促进其生长和繁殖，使癣病发展得更快、更严重。所以外用药也不能随意滥用。

（4）积极治疗全身性疾病：如果体癣是由于某种全身性疾病引起机体抵抗力低下而发生的，则应该积极治疗，增强抵抗力。如果是由于服用皮质类固醇激素或免疫抑制剂而致体癣，则应在病情允许的情况下尽量少用或不用这些药物。

（5）病情严重时配合内服药：若体癣皮疹分布广泛，除应用外涂药物外可配合内服抗真菌药，常用的如灰黄霉素、酮康唑等。但这些药物有一定的副作用，如肝肾损害等，应在医生指导下服药，治疗期间定期查肝功能等。

48. 何为股癣？

股癣是发生于腹股沟、大腿内侧上部及外阴部的癣病，最常见的部位是阴囊对侧的大腿皮肤。损害初起为一小片斑丘疹，色红，表面可出现细小鳞屑。随皮疹扩大，向四周逐渐蔓延，形成环状或半环状斑片。一般夏季加重，冬季皮损明显减轻。

股癣是由真菌引起的，故和其他癣病一样，必须有适于真菌生长和繁殖的环境，同时也要有真菌的来源，即传染源。一般说股癣多发生在男性，因为男性股内侧与阴囊靠近，尤其肥胖者两处完全贴在一起，其上的分泌物、污垢等都不易清除，而且局部温度较高、潮湿。此外，股癣的发生也与机体的抵抗力降低有关。如果久病卧床，身体虚弱，特别是那些患糖尿病、恶性肿瘤及长期服用皮质类固醇激素或免疫抑制剂的人，比健康人更容易患股癣。股癣的真菌主要来自脚癣，可以来自自身，也可以来自其他人。

49. 如何治疗股癣？

股癣是由真菌引起的，而激素不但不能杀灭真菌，还能促进其生长和繁殖，所以不能用激素治股癣。常用的如复方雷琐辛擦剂，每日擦皮损处2～3次，必要时每日4～5次，一般1～2周见效。治愈后继续用药1～2周，同时应消毒内衣裤、毛巾等，股部皮肤保持清洁、干燥。另外还可使用10%～20%土槿皮酊或1%～2%克霉唑霜，方法同前，疗效也都不错。

50. "手脱皮，痒"一定是手癣吗？

手癣俗称鹅掌风，是由真菌感染引起的。患了手癣会常常感到瘙痒，手部皮肤还会出现丘疹、水疱、红斑和脱屑。初起为小片，随后损害逐渐扩大，界线清楚。时间长了，手部皮肤会变得粗糙、干燥、增厚，还可伴有皲裂和出血。但是如果出现手痒、脱皮等症状，能不能说就一定是手癣呢？当然不能，还有很多皮肤病都可以有手痒、脱皮的症状，如湿疹、汗疱疹、接触性皮炎、剥脱性角质松解症等，应仔细鉴别，否则会延误诊断和治疗。

湿疹多发生在手掌心，且双手对称。皮损呈多形态，可见丘疹、水疱、糜烂、渗液和结痂等同时存在，常以其中二至三种为主。病情变化与季节关系密切，与饮食和休息也有一定关联。如果双手掌接触水和肥皂等刺激会加重损害。真菌检查为阴性。

汗疱疹的发生有明显的季节性，多于春夏之交发病，入冬自愈，主要见于青年人。皮损也是对称分布，以水疱为主，成批发作，可见于手掌面、指侧面和指端，水疱干涸后脱皮，露出新生皮肤，常伴有不同程度的痒感和灼热感。损害处真菌检查为阴性。

剥脱性角质松解症是一种表浅的掌跖部角质剥脱性皮肤病，常伴有局部多汗，易于暖热季节发作。皮损主要累及手足心，双侧对称，表现为角质松解形成的小白点及薄纸样鳞屑，其下皮肤正常，瘙痒不明显。真菌检查阴性。

51. 足癣有哪几种类型？如何治疗？

（1）丘疹鳞屑型：脚底皮肤不断有细小鳞屑脱落。皮损活跃时可见到红斑、丘疹，界线清楚，此时可伴有瘙痒。

（2）水疱型：表现为发生于脚底面群集的小水疱，瘙痒明显。水疱位置较深，不易破裂，数天后干涸而出现脱皮。皮损向四周逐渐扩大，水疱成批或反复发生。

（3）趾间糜烂型：主要发生于趾间，尤其是第四趾与小趾之间，局部皮肤浸渍发白，潮湿多汗，瘙痒明显。浸渍的白皮易脱落而暴露基底红色糜烂面，严重者发生裂隙而伴有疼痛。此型常因细菌感染化脓而有恶臭，中医称之为"臭田螺"。

（4）角化过度型：或称肥厚型，主要表现为脚底面皮肤增厚，粗糙无汗，每于寒冷季节发生皲裂，长时间不能愈合。此型多位于脚后跟、脚掌及侧缘。

（5）体癣型：实际上是发生于足背上的体癣。脚癣主要发生于脚底面及侧缘，若发展蔓延至足背，皮损多表现出弧状或环状的边缘，与体癣形态相似。但常与脚底侧缘的皮损相连，也可完全融合为一环状，故又与真正的体癣不同。

脚癣的损害多种多样，变化复杂，治疗时也应根据不同的情况采用不同的药物和剂型,这样才能取得更好的疗效。如以丘疹鳞屑或角化过度为主者,可用各种抗真菌软膏;水疱型可用复方水杨酸酊剂、复方雷琐辛擦剂或 1% 克霉唑霜外涂,糜烂潮湿者应先用枯矾粉或脚气粉,待皮肤干燥脱屑后再用 1% 克霉唑霜或复方雷琐辛擦剂治疗;若继发细菌感染者,应先用抗菌药物控制感染,再行抗真菌治疗。此外,醋对真菌有明显的抑制作用,除了继发细菌感染外各型脚癣均可用食醋外涂,或用等量的水稀释后浸泡,往往能取得良好的效果。

52. 何为花斑癣?

花斑癣俗称汗斑,是由圆形糠秕孢子菌所引起的。而这种菌是正常人体皮肤上常见的腐生寄生菌,只有在一些特殊情况下才会使人患病。其名为汗斑,可见与出汗多有关。因汗水与灰尘及皮屑形成污垢腐物,为花斑癣菌提供了生长和繁殖的条件,所以花斑癣在热带、亚热带地区更为多见。青年人,特别是男青年,由于活动多而出汗多,如果不及时换洗衣服和揩干皮肤,则很容易发生花斑癣。花斑癣多见于应用皮质类固醇激素的人,因这类人的表皮细胞更换周期延长,有利于真菌生长,若停用激素后花斑癣即好转。此外,身体虚弱、营养不良、糖尿病以及妊娠都可诱发本病。

花斑癣好发于多汗部位,如胸部、腹部、上臂、背部和颈部,有时可波及面部。皮疹开始呈细小斑点,多在毛囊口周围,随后逐渐扩大形成大小不一、颜色从淡白至深褐色不等的斑片,其上可见细小糠秕样鳞屑。皮损随时间的延长而发展,日久可形成色素脱失的斑点,不易消退。花斑癣一般很少有炎症反应,这是因为真菌只寄生于皮肤角质层内的缘故。皮损活跃时,偶有痒感。

诊断花斑癣,除了要仔细询问病史、观察皮损特点外,还可借助真菌检查,或刮取皮损处鳞屑在显微镜下直接寻找花斑癣菌，或通过滤过紫外线灯照射皮损处，若在镜下发现病菌或看到皮损呈黄色荧光，即可确诊。

53. 灰指甲是怎么回事？

手指甲或脚趾甲变成灰白色，人们通常称之为"灰指甲"。这其实是由真菌感染而引起的甲病，现代医学称为甲癣。能够引起甲癣的真菌有很多种，最常见的有红色毛癣菌、石膏样毛癣菌、絮状表皮癣菌等。

我们知道指（趾）甲都是很坚硬的，完好的甲板完全可以抵御任何微生物的侵袭。但为什么有那么多人会患甲癣呢？甲癣患者往往是先患有手癣或脚癣，真菌首先侵入甲周围的皮肤，然后通过指（趾）甲的生长演变，逐渐侵入甲板内，并进一步生长和繁殖，直到破坏整个甲板。如果真菌侵入甲根部，影响了甲的生长，就会引起甲发育不良或甲畸形。一般来说这个过程是比较缓慢的，而更多的情况下甲癣的发生是由于指（趾）甲因外伤或经常搔抓而破损后感染真菌引起的。例如患者有脚癣或股癣，由于瘙痒难忍常用手指甲搔抓，这样手指甲上会沾上许多病损中的真菌。长期反复搔抓摩擦，指甲很容易有破损，从而使真菌乘虚而入引起甲癣。

引起指甲改变的原因有很多，不能认为指甲有病都是甲癣。如果十个手指甲或脚趾甲同时发病，则往往是全身性疾病的一种表现。当然确诊甲癣的最根本的证据是真菌检查，即从病甲上刮取少量碎屑，或用显微镜直接检查，或在培养基上培养，只要能找到致病的真菌即可确诊。

54. 如何治疗灰指甲？

治疗灰指甲的方法很多，可以外涂药，可以内服药，还可以外科手术拔除病甲。手指甲和脚趾甲的生长速度是不同的，从根部开始至前游离缘，手指甲需要100天时间，而脚趾甲大约要

300天时间,也就是说脚趾甲的生长速度只有手指甲的1/3。所以治疗灰指甲必须要有耐心。

外科手术拔甲适于单发的灰指甲,可在局部麻醉下进行,或先用溶甲剂把病甲包扎3天,然后再拔除。由于甲的生长是从根部开始的,坏甲消除了新甲就可正常生长。但此法痛苦较大,不易接受。

局部涂药痛苦小,但比较费时费力,优点是比较经济、简便易行。方法是每日用刀先将病甲刮薄,外涂30%冰醋酸,每日1～2次,直至治愈为止,约需3～6个月以上时间。涂药时应注意保护甲周的皮肤。

内服抗真菌药物适于多个指(趾)甲同时患病者,伊曲康唑是新一代抗真菌药,可用于各类真菌感染,尤其适于治疗甲真菌病。具体方法是每月一周冲击治疗,即每次2粒,每日两次,餐后即服,连服一周,停药三周为一个冲击疗程。手指甲需两个冲击疗程,脚趾甲需三个冲击疗程。此法疗效好,副作用小,但花费相对较高,而且部分患者停药后仍可复发。

总之,治疗灰指甲要因人而异,坚持不懈。同时还应积极治疗身体其他部位的癣病及慢性全身性疾病,提高自身抵抗力,防治并用,这样才有可能彻底治愈灰指甲。

五、动物性皮肤病

55. 疥疮是怎么回事？

疥疮是由疥螨引起的皮肤病，有强传染性，其传播与亲密接触有关，成人疥疮可通过性接触传播，在国外列为性传播疾病之一。

疥螨又称疥虫，分人疥螨和动物疥螨。人的疥疮由人疥螨引起。疥虫大约长 0.2～0.4mm，雌虫较大，雄虫较小。雌虫受精后钻入皮肤表面角质层内掘成隧道，在其内产卵，经 3～4 日后孵成幼虫。从卵到成虫约需要 15 日左右，疥螨离开人体后可存活 2～3 日，白天睡觉，晚上活动，所以疥疮病人夜间瘙痒较重。本病以和疥疮患者同床睡觉而被传染最多，穿用患者衣服、握手也可传染，常在集体宿舍大流行。

疥虫先侵犯皮肤薄嫩部位，皮疹为小米粒大丘疹或丘疱疹，多见于指缝、腕部、肘窝、腋窝、乳房下、脐周、腰部、下股部、股内侧、外生殖器等处。有时可见隧道。在阴囊、阴茎、龟头等处发生豌豆大结节，自觉剧痒，夜间为甚，可继发感染而发生脓疱疮、毛囊炎、疖、淋巴结炎甚至发展为肾炎。

56. 如何防治疥疮？

10%（婴幼儿5%）硫磺软膏遍搽全身，1～2次/日，连续3～4日为一疗程。搽药前先用热水和肥皂洗涤，再搽药，搽药期间不洗澡，不更衣，以保持药效。一次治疗未愈者，一般需间隔1～2周方可重复使用。阴囊等处的疥疮结节，难以消退，在用上述药物治疗后可外用糖皮质激素霜剂或结节内注射醋酸氢化可的松混悬液，也可液氮冷冻治疗。

注意个人卫生，一旦确诊，立即隔离。家庭内成员及集体生活者同时治疗。患者的衣服、被褥、寝具煮沸消毒。

57. 蜂蜇伤如何处理？

蜂蜇伤是由蜜蜂、黄蜂、大黄蜂、土蜂尾部毒刺蜇入皮肤所致，一般只有局部症状，如灼痛、瘙痒、红肿。有的可出现全身症状，大面积红斑，肿胀，甚至组织坏死，恶心乏力，休克，有的蜇伤后10~14天出现类似血清病的迟发型过敏反应。被蜂蜇伤后要采取以下措施：

(1) 立即拔出毒刺。

(2) 如黄蜂蜇伤，其毒液呈碱性，可涂食醋；若是蜜蜂蜇伤，其毒液为酸性，局部敷5%苏打溶液、肥皂水或30%氨水溶液。

(3) 肿痛严重者，可于患处近心端注射盐酸吐根碱水溶液，以减轻疼痛，或2%利多卡因溶液注射于损害周围。

(4) 严重者全身用皮质类固醇激素，休克者立即抢救，成人皮下注射1：1000肾上腺素0.3~0.5ml，在15分钟后可重复此剂量，静脉用氢化考的松或地塞米松。

58. 匐行疹是怎么回事？

匐行疹又称幼虫移行症，指动物线虫或钩虫的幼虫在人体皮肤内移行所致的线状损害。在一定的环境、温度和湿度下，虫卵发育成第三期幼虫才能感染人体，动物出入和排便的河滩及潮湿的沙土地是危险的疫源地。幼虫侵入皮肤后数小时即出现症状，幼虫在皮内移行引起严重瘙痒；初为红色丘疹，后成红斑样匐行疹样损害，病损移行每日约1cm，并演变成大疱。在1周左右发展成不规则的、红色、线状、高于皮肤的匐行病损，可长15~20cm，幼虫在皮内存活数周到数月。治疗噻苯哒唑每日500mg/kg，分2~3次口服，疗程5天，停2周后可重复一个疗程；局部可用氯乙烷或液氮喷射冷冻，或用噻苯哒唑500mg，加入5g凡士林配成软膏外用。

六、物理性皮肤病

59. 鸡眼是怎么回事？

鸡眼是足部皮肤局限性圆锥状角质增生性损害，与局部长期受压及摩擦有关，穿鞋过紧或足畸形可使摩擦或受压部位的角质层增厚和向内推进，形成鸡眼。本病分硬鸡眼和软鸡眼两型。好发于青壮年，双足发病多见，偶见于手部。多数为1～2个，绿豆至蚕豆大，淡黄色、边界清楚，圆形或椭圆形，平坦或略隆起，削去外层可见中心有坚硬的针状角质栓，外周有一透明的淡黄色环，呈鸡眼状。硬鸡眼以足跖、小趾外侧和趾背多见，表面光亮，可达真皮乳头层，可发生剧烈的顶撞样疼痛。软鸡眼位于趾间之一侧，因汗液浸渍而变软，呈灰白色。

治疗：鸡眼膏，50%水杨酸软膏，或水杨酸火棉胶，或10%硝酸银液外敷，每隔一周一次，直至尖端损害脱落。使用之前，热水浸软患处，削去表面角质层，保护好周围皮肤。无感染的鸡眼可用手术、激光或液氮去除之。手术一般不需麻醉，削去表面角质层，沿角质层的分界线环形切除鸡眼栓和基底白膜，可联用上述药物外敷。

60. 胼胝是什么？

胼胝是由于长期受压和摩擦而产生的局限性扁平角质增生，边界不清，中央厚，边缘较薄。除长期受压和机械摩擦之外，个体素质、职业和足畸形亦与本病有关。多见于成人，对称发生于手足，尤以掌跖骨突起部多见。自觉症状不显著，严重时有压痛。一般不需治疗，去除病因后常能自行消失。必要时削除表面角质层后，外涂角质剥脱剂，如30%水杨酸火棉胶、0.3%维A酸软膏或30%尿素软膏。

61. 手足皲裂怎么形成的？

因各种原因导致的手足皮肤干燥和裂隙称为手足皲裂。本病的主要原因是掌跖皮肤角质层较厚和缺乏毛囊、皮脂腺。干燥、摩擦、外伤、酸碱物质、有机溶媒和真菌感染等因素亦可促发之。

本病常见于成人及老年人，秋冬季多见。尤其是寒冷季节从事露天作业及接触脂溶性、吸水性或碱性物质者容易发病。多发于手指、手掌、指趾关节面，足跟、足跖外侧。依皲裂的深浅度分为三度：一度仅达表皮，无出血、疼痛等症状。二度深入真皮浅层而有轻度疼痛，不引起出血。三度深入真皮、皮下组织，常引起出血及疼痛。

本病应防治结合，冬季保暖，外涂润肤油脂，少接触碱性肥皂，加强职业劳动保护，有手足癣、湿疹、鱼鳞病等病应积极治疗。局部可外用10%～20%尿素软膏、0.1%维A酸霜、10%硫磺水杨酸软膏，用药前温水浸泡并削薄增厚的角质层，然后塑料薄膜封包1小时。

62. 何为夏令皮炎？

夏令皮炎是与夏季的气候条件有明显关系的皮肤病。炎热的夏季，温度高、湿度大，特别是在高温环境下工作容易发生此病。初起，针尖大小红斑、丘疹，因瘙痒抓后可出现抓痕、血痂、皮肤肥厚及色素沉着，无糜烂及渗液，好发于成人四肢伸侧。随气温下降病情明显好转。以局部治疗为主，可外用1%薄荷炉甘石洗剂，马齿苋水煎外洗，滑石粉兑入少量冰片外扑。严重者全身应用皮质类固醇激素及抗组胺药。同时注意工作环境通风散热，衣着宽大透气，保持皮肤清洁干燥。

63. 痱子是怎样形成的？

痱子是在高温潮湿环境下引起的丘疹、水疱性皮肤病。炎热的夏季，汗液分泌增加，当周围环境湿度大时，汗液不易蒸发，致使表皮汗管口浸渍肿胀，引起汗孔堵塞，滞留的汗液在内压升高时使汗管发生扩张及破裂，继而外溢，引起周围组织发生丘疹、水疱等炎症。同时皮肤表面的细菌特别是球菌数量增多，产生毒素加重炎症反应。

根据汗管损伤和汗液溢出部位不同可分为以下几种类型：①白痱又称晶形粟粒疹。②红痱又称红色粟粒疹。③脓痱又称脓疱性粟粒疹，好发于皮肤皱襞处、小儿头颈部。④深在性痱子，又称深部粟粒疹。

治疗：注意环境通风散热，衣着宽大，勤换衣服，勤洗浴，浴后扑痱子粉，外用清凉、收敛、止痛药物，如痱子粉、1%薄荷炉甘石洗剂。脓痱外用黄连扑粉，必要时口服抗生素。

64. 冻疮是怎样形成的？如何防治？

冻疮是机体受到寒冷侵袭后，发生在末梢部位的局限性红斑炎症性疾病。在气温10℃以下的湿冷环境中易发生。

局部皮肤受到寒冷刺激后，小动脉血管强烈收缩，引起皮肤缺血、缺氧，细胞损伤，细胞内外微环境改变，代谢失常，血管麻痹性扩张，血浆渗出，形成水肿及组织坏死。潮湿环境中，体表散热加速，故冻疮发生率高。慢性感染或消耗性疾病、自主神经功能紊乱、营养不良、手足多汗、局部血循环障碍，可诱发或加重冻疮。

冻疮好发于肢端及暴露部位，如手指、手背、足趾、足背、足跟、面颊、耳廓、鼻尖等处，皮损为局限性红色或紫红色肿块，界限不清，皮温低，有痒感，严重者出现水疱、糜烂溃疡，伴疼痛。愈后遗留色素沉着及萎缩瘢痕。

局部注意保暖，保持干燥。口服血管扩张剂如烟酸，未破溃者可用维生素E软膏、10%樟脑软膏和辣椒酊。有溃疡者可外用5%硼酸软膏、红霉素软膏，同时配合音频治疗、二氧化碳激光或氦-氖激光局部照射。

65. 褶烂是怎么回事？

褶烂又称"间擦疹"，是发生于皮肤皱襞部位以红斑、糜烂为特点的急性浅表性炎症。多见于体胖婴儿或成人，在皮肤皱襞部位如腋窝、腹股沟、臀沟、乳房下等处，由于温热、潮湿使局部湿热散发不畅，引起角质层浸润，活动时与对侧皮肤相互摩擦即可发病。初为红色、暗红色水肿斑片，境界清楚，范围与相互摩擦的皮肤皱襞面一致，然后出现浸渍、糜烂、溃疡、瘙痒、疼痛，好发于湿热季节，易继发细菌、真菌感染。皱襞部位应经常清洗，尽量不使皱襞面相互接触，使病变处保持干燥。红斑期可仅用滑石粉、扑粉。少许渗出时可外涂40％氧化锌油或糊剂；渗出较多时可用3％硼酸溶液、0.1％雷夫奴尔溶液、1∶5000高锰酸钾溶液湿敷。继发细菌或真菌感染时，可湿敷后再外用抗生素或抗真菌药物。

66. 日光可引起哪些皮肤病？如何预防？

日光引起的皮肤病可分为：

（1）晒伤：是日光暴晒后皮肤接受了超量的中波紫外线而引起的急性皮肤炎症。

（2）光毒反应：是任何个体接受超量日光照射或虽为常规照射量，但皮肤含过量能吸光的物质或其他光敏物质时，皮肤表面出现的急性损伤性反应。长期反复日晒也可引起光毒反应。

（3）光变态反应：发生在少数过敏体质的人群中，当体内存在一定数量光敏物质时，紫外线照射后形成光化合物，并与体内大分子结合形成完全抗原，刺激机体产生抗体或使淋巴细胞致敏，发生皮肤变态反应。潜伏期一般为数日，皮疹主要发生在日晒部位，可表现为日光性荨麻疹、多形性日光疹、光变态反应性接触性皮炎、光敏性药疹等。

预防：尽量避免强烈日光照射，外出时应注意遮光及搽防光剂如5%～10%对氨基苯甲酸酊及防晒霜。也可小剂量紫外线照射皮肤，逐渐增强光照量或行日光浴疗法，提高机体对光线的耐受力。

七、过敏性皮肤病

67. 什么是接触性皮炎？

接触性皮炎是皮肤或粘膜接触某些物质后，在接触部位发生的急性炎症。表现为红斑、肿胀、丘疹、水疱、甚至大疱。祖国医学文献中记载的"漆疮"属于此范围。此病有的是由接触物质的原发刺激引起，有的是因接触物质的过敏反应引起。

68. 哪些物质会引起接触性皮炎？

能引起接触性皮炎的物质很多，主要有动物性、植物性和化学性 3 类。动物性的有：动物的毒素、昆虫的毒毛如斑蝥、毛虫等；植物性的有：某些植物的叶、茎、花、果或其产物。常见的有漆树、荨麻、除虫菊、巴豆、芥子、补骨脂等；化学性的：是接触性皮炎的主要病因，此类物质品种繁多，主要有金属及其制品如镍、铬，日常生活用品如肥皂、洗衣粉、皮革、塑料及橡胶制品，化妆品如化妆油彩、染发水、增白膏、香膏，外用药物如汞剂、抗生素软膏、花露水、清凉油，杀虫剂及除臭剂，各种化工原料如汽油、油漆、染料等。在这些物质中，有些是直接接触其原料而发生，但大多数是使用其制品而致敏发病。另外，还有些是物质接触后经日光照射而致。

69. 如何防治接触性皮炎？

得了接触性皮炎，首先要积极寻找致敏的原因，当原因除去后，再给予适当的处理，则能加速痊愈。其次是尽量避免再接触已知的过敏原，不宜直接接触高浓度的任何药品或化学物质，慎用易致敏的外用药。必要时可做皮肤斑贴试验以证实过敏物质。

当接触致敏物质或毒性物质后，立即用大量清水将接触物质洗去,病程中避免搔抓、肥皂水洗及热水烫洗,不使用可能产生刺激的药物,以利皮损及早康复。对于轻度红肿、丘疹、水疱而无渗液时可外用炉甘石洗剂。急性皮炎有明显渗出时可外用3%硼酸液冷湿敷,或用中草药马齿苋煎水冷湿敷,急性皮炎至亚急性阶段时,可用乳剂或糊剂。内服可以止痒、脱敏的抗组胺类药物如开瑞坦、扑尔敏、赛庚啶等。中药则以清热凉血、解毒利湿之剂为主。

70. 成人湿疹有哪些特点?

成人湿疹在急性初起时局部可发红、水肿,自觉灼热瘙痒,继之在红斑上出现散在或密集的丘疹或小水疱,经搔抓或摩擦后,水疱破裂,形成糜烂面,有浆液渗出,干燥后结成黄色痂皮。如果皮疹在同一部位经久不愈或反复发作,即成为慢性湿疹,此时皮肤逐渐增厚,皮肤纹理加深,表面有抓痕血痂,色素沉着,有时呈灰褐色或暗红色。

71. 得了成人湿疹怎么办?

由于湿疹的原因比较复杂,临床表现和部位又各有其特点。故可以采用中西医结合的办法治疗。可在医生的指导下选用开瑞坦、扑尔敏等抗组胺药物以止痒,中药在急性期可服用清热利湿、凉血解毒之剂,慢性病则服用健脾除湿、养血润肤之剂。外用药根据皮损各期的不同表现采用不同的药物剂型,如出现流水时,可选用油调剂:甘草油调祛湿散;皮损肥厚粗糙时,可选用黄连膏、10%～30%尿素软膏,并酌选适确得、艾洛松、去炎松尿素等皮质类固醇激素外用药,或配合使用益富清乳膏、新适确得。总之,成人湿疹的各种表现不同,用药比较复杂,最好在医师指导下合理用药。

72. 成人湿疹的预防原则是什么？

成人湿疹可从 4 个方面进行预防：

（1）尽可能找到该病的诱发原因，患者的工作环境、生活习惯、饮食、嗜好及思想情绪，有无慢性病灶及内脏器官疾病，以除去可能的致病因素。

（2）避免各种外界刺激，如热水烫洗、暴力搔抓、过度洗拭以及其他对患者敏感的物质如皮毛制品等。不可自己乱用外用药，以免刺激。

（3）避免易致敏和刺激性食物，如鱼、虾、浓茶、咖啡、酒类等。

（4）患者应在医师指导下进行诊治。

73. 药疹是怎么引起的？

药物能治病也可以致病。在治疗疾病时，药物通过内服、注射、吸入、肛纳等途径进入人体。在体内，由于变态反应、中毒反应、光感作用或菌群失调及酶系统紊乱或竞争现象等因素，部分人常会引起皮肤粘膜反应，这就是"药物性皮炎"。中医把它叫做"药毒"，认为是先天禀赋不耐所致。

常见的能引起药物反应的有解热镇痛药、磺胺类药、安眠镇静药、抗生素类药等。随着中草药的广泛应用及剂型改革，中草药及某些中成药引起药物过敏的情况也逐渐增多。临床表现多种多样，同一药物在不同的个体可发生不同的临床表现，而同一临床表现又可由不同的药物引起。一般讲，药疹多在治疗 7～10 天后出现，如以前接受过同种药物或同类结构的药物治疗而致敏的患者，可于数小时或 1～2 日内迅速出现。药疹的特点为：发病前有用药史，突然发病，呈泛发性、对称性分布，亦可为固定性皮疹、瘙痒、烧灼感，重者伴发全身症状，如发热、倦怠、全身不适甚至休克。皮疹类型较复杂，可为红斑、丘疹、结节、荨麻疹、血管神经性水肿、猩红热样疹、紫癜、大疱水疱等，严重者可有剥脱性皮炎、重症多形红斑型、大疱性表皮坏死松解型等。

74. 得了药疹怎么办？

尽快到医院就诊，并向医师提供可能致敏的药物或其名称。能确定致敏药物者应立即停服该药，已进入人体内的药物，应尽早设法排出（进流食、多饮水、输液、使用泻剂及利尿剂等），并对症治疗（抗组胺类药、硫代硫酸钠、葡萄糖、维生素B、维生素C）。病情较重时应给予皮质类固醇激素。严重的药疹，要早期采用积极有效的措施，加强护理，给予高蛋白、高碳水化合物、维生素和进流食，注意空气流通，防止着凉，保持大便通畅，同时应注意防止继发感染，保持体内平衡，视病情补充维生素类药、保肝药、利尿剂或小量多次输血，随时注意皮疹及肝、肾、造血器官和神经系统功能的变化，并及时对症处理。

75. 何为荨麻疹？发病原因及临床特点如何？

荨麻疹是由于皮肤粘膜小血管扩张及渗透性增加而产生的一种局限性水肿，主要表现为边缘清楚的红色或苍白色的瘙痒性皮损，也称风团。

食物、药物、感染、物理因素、精神因素、动植物因素、内脏和全身性疾病是引起荨麻疹的主要原因。

皮疹为风团；大小不等，突然发生和消退，此起彼伏，消退后不留任何痕迹。严重者出现过敏性休克样症状，如心慌、烦躁、恶心、呕吐甚至血压降低。荨麻疹有皮肤划痕症、寒冷性荨麻疹、胆碱能性荨麻疹、日光性荨麻疹、压迫性荨麻疹、血管性水肿等特殊类型。

76. 如何治疗荨麻疹？

（1）全身治疗：抗组胺药应用，扑尔敏、赛庚啶是第一代抗组胺药，一些对抗组胺药嗜睡作用较敏感者、驾驶员、高空作业人员、工作学习要求高度集中者可选第二代抗组胺药，如西替利嗪、皿治林、阿司米唑等。同时去除病因。出现休克者及时抢救，必要时全身应用糖皮质激素。慢性荨麻疹，积极寻找病因，不宜使用糖皮质激素，一般以抗组胺药为主，并且抗组胺药联合使用。

（2）外用药物：夏季可选用止痒液，冬季选用止痒剂如苯海拉明霜。

（3）中医治疗：中医认为风邪是荨麻疹的主要原因。急性期多属风热型，治则为祛风清热，可用疏风清热（荆芥、防风、白蒺藜、生蒡子、苦参、连翘、蝉衣、地肤子、茯苓、生甘草）加减。慢性荨麻疹多气血两虚型，体质较弱或老年者，治则为养血祛风，益气固表，方用当归饮子加味。

八、红斑鳞屑性皮肤病

77. 银屑病临床表现如何?

银屑病是一种常见的慢性复发性炎症性皮肤病。病因尚未清楚,目前认为是遗传因素与环境因素等多种因素相互作用的多基因遗传病,其发生机制是一种免疫介导性疾病。与季节有明显的关系,春冬季多发。

初为绿豆大小红色斑丘疹,渐融合成斑片,表面有厚层鳞屑,呈银白色,鳞屑易刮除,有典型的薄膜现象及点状出血现象。好发于头皮及四肢伸侧,广泛对称,皮疹多形性,如点滴状、钱币状、蛎壳状、花瓣状、疣状等。分进行期、稳定期和消退期。临床上有四型:寻常型、脓疱型、关节病型、红皮病型银屑病。

78. 银屑病能根治吗?

所谓的"根",是指一个病的病因。只有将病因去除掉,"根"才能被除。银屑病是一种病因不明的皮肤病,其发病机制尚待进一步研究,因此说银屑病"除根",是一种不科学的提法。通过药物治疗,可以使银屑病的皮损全部消退,达到临床治愈。但是银屑病仍可复发,有的人治愈后多年不再发生,也有的人年年复发,且年年加重。有人统计,银屑病治疗期间皮损消退越快,再发的间隔时间就越短。

目前西医对银屑病的治疗以外用药物为主,大多为皮质激素、维A酸、煤焦油制剂等,内服药物以免疫制剂及抗肿瘤药物为主。这些药物只能在某种程度上缓解病情,当然不能达到"除根"的目的。而中医药辨证治疗对银屑病的治疗及预防复发有着独到的优势。中医药治疗毒副作用小,复发率低,安全有效，且有的患者经中药治疗痊愈后，跟踪调查二十余年未再复发。大多数银屑病发病有季节性，每于发病季节来临，根据中医理论辨证施治，可以凉血活血，清热解毒，能预防或减轻银屑病复发。

总之，当前说银屑病能"除根"或"包治"还为时过早，因为银屑病的根本病因未找到。但是随着科学的不断发展，各种检测手段越来越丰富，银屑病的"根"最终会被找到并拔除。

79. 为什么治疗银屑病不能用"一针灵"？

经常看到一些小报上刊登的"治疗牛皮癣，一针见效，无效退款"等广告，在某些电线杆上也能看到"一针灵"的踪影。有些人注射了这样的针剂后，身上的皮损一下子就消退了。但是好景不长，大约一个月后，皮损会卷土重来，且往往比以前更重。

所谓的"一针灵"，实际上是一种长效皮质类固醇激素。

激素的使用有着严格的规定。对于寻常型银屑病，一般不主张使用皮质激素。因为皮质激素的有效剂量往往较大，引起感染、骨质疏松等全身性的严重的副作用。由于使用剂量较大，就会产生药物依赖性，必须长期服用，一旦停药或减药，则会复发。所以激素仅用于红皮病型、关节病型以及泛发性脓疱型银屑病患者，且使用时应逐步减量，切忌骤然停药。

权衡激素的利与弊，建议银屑病患者不要使用"一针灵"，更不要轻信某些虚假广告的花言巧语。患了病应当去较大的正规医院求治，以期早日控制病情。

80. 治疗银屑病应注意哪些事项？

（1）向患者说明病情及基本知识，配合心理治疗，解除精神负担，尽量避免各种诱发因素。

（2）寻常型银屑病对身体健康影响不大，切不可盲目追求彻底治疗而采用可导致严重毒副作用的药物，如全身使用皮质激素、免疫抑制剂,反而使病情恶化,转化成脓疱型或红皮病型银屑病等。

(3) 对处于进行期的寻常型银屑病、急性点滴状银屑病、红皮病型银屑病及脓疱型银屑病应外用温和药物,禁用刺激性强的外用药物。

(4) 针对不同病因、类型、病期给予相应治疗。如点滴型银屑病常因上呼吸道感染诱发,给予提高细胞免疫功能及升高白细胞药物治疗;精神因素诱发者给予镇静剂治疗,同时配合心理治疗。

(5) 局限性银屑病损害,以局部外用药为主,皮损广泛严重者给予综合治疗。

81. 治疗银屑病的常用方法有哪些?

(1) 外用药治疗:①角质促成剂:5%~10%水杨酸软膏、5%~10%黑豆馏油、糠馏油。②维A酸类药物:维甲酸霜剂;常用浓度0.025%~0.1%,注意高浓度可引起急性或亚急性皮炎及红斑瘙痒等副作用。0.005%~0.1%他扎罗汀凝胶是新一代制剂。③维生素D_3衍生物:钙泊三醇2次/日,连用6周为一疗程,每次治疗不宜超过体表面的40%,不宜用于面部及皮肤皱褶处。④糖皮质激素:治疗中应用广,有明显疗效,常选用中效糖皮质激素如糖酸莫米松软膏、氯氟舒松乳膏,强效的氟轻松软膏,超强效的丙酸倍他米松、丙酸氯倍他索霜剂或软膏。⑤其他:如10%硫磺软膏、5%~10%水杨酸软膏、10%~15%喜树碱酊治疗寻常型银屑病,15%~20%尿素软膏治疗掌跖脓疱型银屑病。

(2) 全身治疗:①免疫抑制剂:甲氨蝶呤:适用于红皮病型、脓疱型、关节病型银屑病用其他治疗效果不佳时,每周7.5mg,即每12小时2.5mg,连服3次,症状控制后,每周服2.5mg巩固疗效。多数患者2~3周治疗后改为维持量。副作用有厌食、恶心、口腔粘膜溃疡、造血系统及肝功能障碍，应严格掌握剂量及用法。禁忌证为肝肾功能不全、造血功能异常、妊娠、感染性疾病、活动性溃疡等。②维A酸类：依曲替酯及依曲替酸适用于红皮病型、脓疱型银屑病，前者为 0.75mg/（kg·d），1～2周后见效，1个月后可用 25mg/d 维持。③维生素制剂：维生素 A 口服 5 万 U，1 日/次；维生素 B_{12} 200～500mg/d，肌注，适用于儿童点滴型银屑病。维生素 C 每次 0.1～0.25g，3 次/日口服，或 1～3g/d 加入 5％～10％葡萄糖溶液静滴。④抗生素类：对于急性点滴型及寻常型进行期银屑病，伴有扁桃体炎及咽炎者，可用青霉素及红霉素，对泛发脓疱型银屑病可应用克林霉素、甲砜霉素、头孢类抗生素也可选用。⑤中成药制剂：复方青黛丸、六味地黄丸。

（3）物理疗法：①补骨脂素长波紫外线疗法（PUVA），又称光化学疗法，适用于其他方法不能控制的顽固性银屑病。中青年以上，皮损范围＞30％体表面积者，方法为口服 8-甲氧基补骨脂素 0.6mg/kg，2 小时后照射紫外线，每周 2～3 次。②光疗：主要为紫外线疗法。Goekerman 三联疗法，即每日外用煤焦油制剂，数小时后洗澡，然后再接受中波紫外线照射，该法疗效确切。③浴疗：如水浴、矿泉浴、焦油浴、糠浴、药浴等。其他：普鲁卡因封闭法、腹膜透析疗法、光量子血液疗法、高压氧疗法也有一定疗效。

82. 中医如何治疗银屑病？

治疗的关键在于掌握银屑病的病因病机及辨证分型。

本病的发病是由禀赋不足，腠理疏松，风邪外束，气血失和，阳气闭郁，蕴而化热，热盛生风化燥，阻于肌表而生；病久则气血耗伤，自虚生风，肌肤失养；或由营卫失和，气血运行受阻，以致瘀阻肌表而发病。

本病辨证分上中下：

（1）血热风燥证：多见于本病进行期，皮损不断增多，颜色鲜红，点状出血明显，鳞屑增厚，瘙痒。伴有怕热，大便干结，小便黄赤，舌红苔黄，脉象滑数。治宜散风清热，凉血润燥法。方选克银一方化裁。药用：土茯苓30g，忍冬藤15g，北豆根10g，草河车30g，板蓝根15g，白鲜皮15g，威灵仙10g，生甘草6g，水煎服，每日1剂。

（2）血虚风燥证：多见于本病静止期及消退期，皮损不再扩大，或仅有少数新发皮疹。皮肤干燥，皮损皲裂疼痛。可伴有头晕眼花，面色苍白，舌淡苔薄，脉象濡细。治宜养血润燥，祛风清热法。方选克银二方化裁。药用：生地30g，丹参15g，玄参15g，连翘10g。水煎服，每日1剂。

（3）血瘀阻络证：病程较长，反复发作，多年不愈，皮损紫暗或有色素沉着，鳞屑较厚，或伴有关节活动不利，舌暗有瘀斑，脉象细涩。治宜活血化瘀，祛风润燥法。方选血府逐瘀汤化裁。药用：桃仁10g，红花10g，赤芍15g，当归15g，生槐花20g，丹参30g，枳实10g，桔梗6g，川牛膝15g，紫草10g，生甘草6g。水煎服，每日1剂。

83. 如何预防银屑病复发？

预防银屑病复发应注意以下几点：

（1）保持乐观的情绪：有人统计，银屑病患者75％以上伴有急躁、激动、易怒的不良情绪。很多患者因精神刺激而发病或加重，也有的患者因心情开朗而自愈。因此，树立战胜疾病的信心，保持平和的心境，是预防银屑病复发的一剂良药。

（2）适当的休息及运动：锻炼自己的体魄，增强抵抗力，如太极拳锻炼、气功疗法等。

（3）养成良好的饮食习惯：不饮酒，不吸烟，不吃辛辣刺激食物以及羊肉、海鲜等腥膻之品。

（4）清除病灶：积极治疗感染伤口及炎症，尤其是扁桃体化脓肿大。切除经常发炎的扁桃体，可利于银屑病的治疗及预防。

（5）经常内服叶酸、维生素 A、维生素 C、维生素 B_{12} 等药物。

（6）每于好发季节之前，适当服用凉血润肤中药，能够有效避免或减轻银屑病复发。

（7）寒冷季节发病的患者，应经常进行日光浴。

84. 银屑病患者常洗温泉好吗？

有些近代文献报道，洗温泉可以治疗银屑病。洗温泉实际上就是矿泉浴，是指用含有矿物质的温泉来浸浴、冷浴、擦浴及淋浴患者，矿泉浴的温度通常是 36~38℃，每次治疗约 10~20 分钟。也有温度较高的热浴，可达 40~42℃，一般用于局部治疗。据报道，应用矿泉浴疗法治疗银屑病，总有效率可达 85%。因此种疗法疗程长，效果一般，且治疗不便，所以近年来多作为一种辅助疗法来应用。

温泉疗法也有一定的适应证，尤其是温度超过 38℃ 的热浴。对于静止期及消退期患者，矿泉浴可去除鳞屑，促进血液循环，降低神经的兴奋性并达到镇静止痒作用，且能改善全身的循环状态及新陈代谢的过程，但对进行期的患者来说，因机体处于高度敏感状态，洗浴可由于水的冷热刺激而使皮损加重，亦可因用力擦洗伤及表皮而发生同形反应，使皮损泛发加重。

因此，不是所有的银屑病患者都适宜矿泉浴的。对进行期的患者要尽量避免洗浴，以防皮损加重；而对于静止期及消退期的患者则应鼓励矿泉浴，以帮助鳞屑大量脱落，促进全身血液循环，以利疾病的早日康复。

85. 何为玫瑰糠疹？

玫瑰糠疹是一种常见的皮肤病。之所以称玫瑰糠疹，是因为它的皮疹呈玫瑰红色，椭圆形，上面覆盖着一层糠状的薄皮，称为糠状鳞屑。

玫瑰糠疹好发于春秋雨季，中青年人发病较多，女性稍多于男性，发病最初是在躯干部出现一个圆形淡红色斑，被称为"母斑"。母斑不断扩大，甚至可达鸡蛋大小。之后躯干部陆续出现比较小的红斑，多时可蔓延到颈部及四肢近端，一般不发生在颜面部及小腿。皮疹分批出现，所以在病人身上可以同时看到玫瑰色、黄红色、黄褐色、淡褐色的皮疹。这些皮疹大多数为椭圆形，其长轴与皮肤纹理相一致。

一般病人都无症状，有的自觉发痒，痒感轻重不等。个别病人有低热、头痛、全身不适、咽喉痛、关节痛或淋巴结肿大等全身症状。

玫瑰糠疹病程一般为4～6周，也有2～3个月的。这种病不治疗也可以自行消退，一般不再复发。皮疹消退先从中央开始，由玫瑰色变为黄红色，由黄红变为黄褐色、淡褐色，直到最后消退，边缘消退较晚，周围的鳞屑形成环状。皮疹消退后不留任何痕迹。

86. 何为"桃花癣"？

白色糠疹又名单纯糠疹，俗称"桃花癣"，是好发于儿童及少年的面部，以干燥糠状鳞屑性减色斑为特征的一种常见病。多认为是一种非特异性皮炎，营养不良、维生素缺乏、日晒、皮肤干燥、碱性肥皂清洗及感染等可能是诱发因素。

本病好发于儿童及少年，多发于春季。颜面部出现境界清楚的圆形或椭圆形苍白色斑，覆以少许糠状鳞屑，多无自觉症状，预后好，数月至一年余可自行消退，仅遗留轻度色素减退斑。

治疗：保持面部清洁，勿用碱性过强肥皂洗涤；外用5%硫磺霜、2%～3%水杨酸软膏、5%尿素软膏，保持皮肤滋润，内服B族维生素。

八、血管性皮肤病

87. 何为过敏性紫癜？

过敏性紫癜是一种过敏性毛细血管和细小血管的血管炎，其特征为非血小板减少性紫癜，皮肤和粘膜可出现瘀点，可伴有关节痛、腹痛和肾脏的改变。本病致病因子复杂。细菌、病毒、食物和药物等诱因均可促使发病。恶性肿瘤和自身免疫性疾病亦可导致本病。

本病多见于儿童和青少年，男性多于女性，发病前常有上呼吸道感染、低热、全身不适等前驱症状。继而皮肤粘膜出现散在瘀点，可稍隆起呈斑丘疹状出血性紫斑，部分有融合，经2～3周，颜色由暗红变为黄褐色而消退。新疹成批发生，多见于下肢，以小腿伸侧为主，重者波及全身。仅累及皮肤者，称为单纯型；关节受累者称关节型；伴腹部症状者称腹型；如肾受损，可出现蛋白尿、血尿、管型尿，重者可反复发作成慢性肾炎，称肾型。

治疗原则：①去除病因。②服用降低血管通透性的药物，如维生素C、钙剂。③对关节型可用非激素抗炎药及氨苯砜。④严重者酌情应用糖皮质激素及免疫抑制剂。

88. 为什么小儿哭闹后眼睑及周围会出现瘀点？

有些小儿长时间哭泣后会在眼睑部出现淡红色瘀点，称为血管内压增高性紫癜。这种现象还会发生在小儿百日咳及剧烈呕吐时、肺心病患者剧烈咳嗽时，由于局部小血管和毛细血管压力突然增高，静脉回流受阻、缺氧而致血管壁破损、出血。小儿毛细血管脆弱，易于破裂，此种疾病较多见。成人患此病，则应查血小板计数，排除血小板减少性紫癜的可能。患此病时可使用冷毛巾放在出现紫癜处进行冷敷,以收缩毛细血管,减少出血;并口服维生素C以增强毛细血管弹性。中医将此病多归于脾不统血证范畴,治宜益气摄血法。方选归脾汤化裁。

89. 哪些人易患静脉曲张?

(1) 妊娠妇女:妊娠时子宫增大,压迫髂静脉,引起静脉内压力增高,而发生静脉曲张;同时,妊娠期盆腔内血流量增加,影响下肢血液回流,亦为发病因素之一。

(2) 盆腔肿瘤患者:盆腔内肿瘤和肿大的淋巴结压迫髂静脉,引起下肢静脉压增高,易于发生静脉曲张。

(3) 深静脉血栓形成患者:深静脉血栓形成,阻碍深静脉血液回流,增加浅静脉负担,浅静脉代偿性扩张。

(4) 从事经常站立工作者:教师、售货员、礼仪小姐以及需要长久站立的工作人员,由于重力作用,使血液压力较大地作用于静脉瓣,长此以往,使静脉瓣功能受损,血液不能正常回流而发病。

(5) 小腿静脉受伤者:由于浅静脉壁和静脉瓣受伤,愈合后可能影响管壁弹性和瓣膜功能,而于受伤处发生静脉曲张。

(6) 老年人及先天性静脉壁软弱者:老年人静脉壁开始退化,瓣膜功能亦减弱;先天性静脉壁薄弱者,静脉缺乏弹性,易于松弛,静脉内压增大时,管腔扩张,引起静脉瓣闭锁不全,血液向下倒流,静脉压增高,于是静脉先扩大,继而延长弯曲成为静脉结节。

90. 静脉曲张有哪些并发症?

(1) 溃疡形成:又叫静脉曲张性溃疡。由于静脉长期淤血,毛细血管渗透压增高,以至周围组织发生水肿,局部组织抵抗力降低,轻度损伤即易发生溃疡。溃疡常发生在内踝上部和小腿内侧下 1/3 处。多见于中年或老年人。

（2）静脉曲张血栓性静脉炎：由于血液长期淤滞，在曲张的静脉中可形成血栓，导致静脉壁炎症。

（3）静脉结节破裂出血：曲张静脉结节的管壁较薄，并常与萎缩的皮肤相粘连，轻度损伤即易引起破裂出血。

91. 静脉曲张患者应注意些什么？

（1）避免久站、久立，防止下肢负重。对于教师、售货员、礼仪小姐等长时间站立的人，一旦出现静脉曲张，则应尽早更换职业，以免加重病情并导致并发症出现。

（2）轻度静脉曲张、临床症状不明显的患者，可以长期应用弹性绷带或绑腿裹住小腿，以防止其继续发展。长期站立的人亦可应用弹力绷带预防静脉曲张产生。

（3）进行正确的腿部运动，可在床上仰卧，做蹬自行车、抬腿、双腿屈伸等运动，能够增强腿部肌肉弹性，帮助血液回流，减缓静脉曲张。

（4）可配合按摩及红外线烤灯等物理疗法，这些物理疗法能够促进血液循环，帮助血液回流，减少静脉压力。

（5）避免足部及小腿部碰伤，因为静脉曲张形成静脉结节，静脉结节的管壁较薄，并常与萎缩的皮肤相粘连，轻度损伤即引起破裂出血。另外，静脉曲张的局部血液循环障碍，一旦皮损破裂，则不易痊愈，易于感染而引发严重并发症。过度搔抓亦会引起上述损害。因此，静脉曲张患者应避免小腿部碰伤及过度搔抓。

92. 如何治疗静脉曲张？

对于静脉曲张，目前多以预防为主，减缓症状及防止并发症，重症静脉曲张则多考虑手术治疗。常见治疗方法如下：

（1）穿弹力袜：对于轻度静脉曲张，症状并不明显的患者，可长期穿弹力袜，或应用弹力绷带，或使用绑腿自足部向上裹整个小腿，可以预防并改善轻度下肢静脉曲张，改善下肢静脉回流，防止其继续发展。

（2）手术疗法：此法适用于重度静脉曲张且症状明显的患者，行手术前应行深静脉造影以确定深静脉通畅。目前多采用高位结扎、静脉剥脱及切除术、筋膜下分支结扎术三种手术方法，根据患者的不同情况采用不同方法。

（3）静脉曲张并发小腿慢性溃疡者较难愈合，除积极治疗下肢静脉曲张外，还应控制感染，局部或全身应用抗生素，清洁疮面，减少分泌物以促进皮损愈合。

93. 什么是色素性紫癜性皮肤病？

色素性紫癜性皮肤病是一组类似的由淋巴细胞介导的红细胞外渗所致的疾病，包括进行性色素性紫癜性皮病、毛细血管扩张性环状紫癜及色素性紫癜性苔藓样皮炎。本病病因不明，与毛细血管壁病变有关。重力和静脉压升高是重要的局部诱发因素。治疗效果常不满意，维生素 C、路丁、抗组胺药等口服，局部皮质激素封包有一定疗效。系统应用糖皮质激素疗效较好，但停药易发，亦可用活血化瘀类中药。

十、皮肤附属器疾病

94. 油性皮肤为何易发炎？

（1）细菌感染：健康皮肤表面的 pH 值约为 4.5～6.5，不利于细菌生长。由于皮脂分泌增多和化学成分的改变，因而抑制细菌作用降低，使存在于皮肤表面的正常菌群如葡萄球菌、马拉色糠疹菌及链球菌等大量繁殖，侵犯皮肤而致病。

（2）游离脂肪酸刺激：由于皮脂分泌过多，通过皮肤上的非致病性菌分解出游离脂肪酸，引起炎症。原存在于皮肤表面的正常菌群如圆形糠秕孢子菌，不仅大量繁殖成为机会性病原菌侵犯皮肤，也能激活补体替代途径释放脂肪酸引起皮肤炎症。此外棒状痤疮杆菌等也能从皮肤中分解出游离脂肪酸，加重皮炎。

（3）其他因素：消化不良、内分泌功能失调、代谢障碍、遗传因素、精神因素、维生素 B 族缺乏、饮酒、过食辛辣油腻的食物以及物理、化学刺激，特别是经常搔抓或用碱性洗发剂等均与本病发生有关。

95. 寻常痤疮有哪些表现？

寻常痤疮是痤疮最常见的一个类型，它的皮损形态各种各样，常数种同时存在，但其初起损害均为与毛囊口一致、淡黄色或正常皮色的圆锥形丘疹，毛囊口充塞着小的栓塞，顶端常因氧化而变黑，挤压时可有乳白色脂栓跳出，中医形容它为"头黑体白"，西医则称之为黑头粉刺；若皮脂腺口完全闭塞，可形成非炎症性丘疹；如有感染，则为炎症性丘疹；若炎症加剧，丘疹顶端可出现米粒至豌豆大的小脓疱，破溃或吸收后留下暂时性色素沉着或小凹坑状疤痕；如果炎症继续扩大深入，则于皮下形成大小不等淡红色或暗红色结节，或高出皮面。此结节可较长时间存在，或自然吸收，或化脓破溃形成疤痕。有的损害呈黄豆至指端大小的椭圆形囊肿，暗红色或呈正常肤色，按压时有波动感，炎症反应往往不重，经久不愈，可化脓形成脓肿，附近数个脓肿融合时，可形成聚合性痤疮。

96. 痤疮愈后会留疤吗？

痤疮愈后会不会留疤，这是人们最为关注的问题，其实是否留疤也要具体情况具体分析：

(1) 寻常性痤疮：其具体表现同前，大多数青春期后症状逐渐减轻，以至消失。但有脓疱、结节、脓肿、囊肿者，愈后常留下凹陷性或增生性疤痕。

(2) 聚合性痤疮：皮疹可发生在面部、上胸部、背部、臀部、股部，损害为丘疹、脓疱、囊肿及破溃流脓的瘘管，或为较深在性的痤疮结节聚集融合，形成大的浸润块，皮肤呈青紫色，愈后形成显著疤痕。

(3) 坏死性痤疮：由葡萄球菌继发感染引起，好发年龄为30～35岁，皮疹主要发生于前额发际，少数患者也可发生在胸背部，损害为丘疹，顶端有脐凹，化脓后形成脓疱、坏死，愈后遗留凹陷性疤痕。

(4) 粟粒坏死性痤疮：亦由葡萄球菌感染所致。皮疹多发生于前额发际，损害多为水疱、脓疱，愈后可留有疤痕。

(5) 婴儿痤疮：可发生在3个月到2岁的婴儿，男孩多见。常有明显的家族史，皮疹发生于颜面，可见黑头、丘疹与脓疱，偶有结节和囊肿。黑头损害在数周内消退，丘疹和脓疱可于6个月内痊愈，留下坑状疤痕。

(6) 热带痤疮：发生在高温、高湿地区的痤疮。皮损可累及背、肩、颈、手臂、大腿和臀部，主要为结节和硬节性囊肿，可留下永久性疤痕。

此外，人为挤压可使皮损损害加深，愈后也可留有疤。但是，留疤并不意味着判了"死刑"。若疤痕色红，说明血液循环丰富，若采取正确的中医治疗，它还是有可能转变成正常皮肤的。如中成药散结丸、小金丹、血府逐瘀丸等，都可在医生指导下选用。

97. 如何防治口周皮炎？

口周皮炎俗称"嘴边疮"，初起表现为口周皮肤发红、痒，患处生有米粒大小丘疹，或稀疏散在，或集簇成片。日久丘疹上可有水疱、脓疱，其色黄白，周边绕以红晕，自觉灼热。如有暂时痊愈，症状减轻，则迭起细碎鳞屑，形如糠秕，抚之即落。

中医认为此病系过食肥甘炙煿，脾胃内蕴湿热，郁久化火，火邪熏蒸所致。

那么如何防治嘴边疮呢？首先预防十分重要，忌食辛辣、油腻、酒类食品，忌用含氟的皮质类固醇激素乳剂外涂。内用药疗法、外用药疗法、单验方疗法联合应用则可起到较好效果，以下对其综合治疗作简要的阐述：

(1) 内治法：汤药：调理脾胃，清热除湿法。药用：黄芩10g，黄连6g，厚朴10g，苍术10g，陈皮10g，六一散12g（包煎），连翘12g。水煎服，每日1剂。

(2) 外治法：①外搽5%硫磺霜，早晚各一次；②外用硅霜，早晚各一次。

(3) 验方：黄连10g，紫草5g，芝麻油100ml，文火煎枯去渣，存油外搽。

98. 哪些因素能引起鼻子变红？

一提起"红鼻子"，大家立刻就会想到酒渣鼻，想到螨虫感染，那么导致红鼻子的罪魁祸首真是螨虫吗？事实上螨虫在正常人中也存在，并且在经硫磺软膏治疗后酒渣鼻好转而螨虫并未减少，可见螨虫并非唯一的致病因素。目前酒渣鼻病因不十分明确，可能与以下几种因素有关：

（1）饮食与胃肠道功能紊乱：消化不良、便秘、腹泻、胆囊病史及刺激性食物如酒、浓茶、咖啡、可可等饮料，可能为促进本病发生与发展的影响因素。

（2）精神因素：情绪紧张、神经过敏、忧郁、疲劳等都可以加重酒渣鼻损害。

（3）气候：寒冷与其他气候变化造成血管损害，真皮结缔组织纤维变性，造成真皮乳头下静脉丛被动扩张，导致血液淤滞。

（4）其他：本病好发于绝经期妇女，而男性则在青春期较多，可能与内分泌改变有一定的关系。有人在损害的表皮与真皮连接处发现免疫球蛋白沉积的占70％，而无皮肤损害处占30％，患者的白细胞吞噬活性明显降低，可使其经常发生化脓性球菌感染。因此，本病还可能与免疫因素有关。

99. 汗疱疹是怎样形成的？

许多中青年人发现随着夏季来临，手足不仅容易出汗，而且还经常见到水疱、脱屑，这是由汗疱疹造成的。过去认为汗疱疹系汗管闭塞、汗腺导管裂、汗液潴留所致。目前则认为汗疱疹是一种皮肤湿疹样反应，汗疱疹没有明显的小汗腺受侵及汗液潴留现象。在水疱形成早期，汗腺导管并不受影响，或位于水疱的一侧，或从两个邻近水疱的表皮间隔中穿过，仅在表皮间隔发生坏死后，汗腺导管才破入水疱中。因此水疱中可以继发汗液潴留，使汗疱疹的症状加重；反之，减少掌跖出汗，有利于症状的缓解。

此外，精神因素如精神紧张、过度疲劳、情绪抑郁等，常为发病的重要因素；其他如便秘、胃肠功能紊乱等，亦可能与本病的发生有关；也可能是真菌活动性感染的发疹性反应；接触刺激物品、细菌、食物、药物过敏、个人体质等也可与本病的发生有关。

100. 哪些疾病引起手足起疱、脱屑？

手足起疱可见于许多疾病，只有明确诊断、对症下药才能起到良好的治疗效果，那么哪些疾病可引起手足起疱呢？

（1）汗疱疹：皮疹好发于掌跖，水疱为深在性，集簇成群，对称发生。水疱为针尖大小，愈后蜕皮，春季多见，常伴有掌跖多汗，病程有自限性，反复发作。

（2）水疱型手癣：早期常单侧发生。初发时为局限性水疱，逐渐扩大、融合、脱屑，边界清楚，起病急，多夏天发生冬天消失。自觉剧痒，患者多为成人，儿童很少感染，真菌检查阳性。皮损以指、趾缝中更为多见。

（3）接触性皮炎：有接触刺激物或致敏物的病史。损害为红斑、丘疹、水疱，其边界和接触物质相一致而且比较清楚，在水肿性红斑的基础上伴有大小不等的水疱。自觉瘙痒或有烧灼感。

（4）手部湿疹：好发年龄为30～50岁，多为病程较长的慢性顽固性湿疹。易发生于手掌大小鱼际和掌心手背。亦可侵及腕部和手指。手掌皮疹为水疱，脱屑，可合并皲裂，常对称发生，边界多不清楚。手背部湿疹常见水疱、红斑和鳞屑同时存在。

（5）掌跖脓疱病：损害为掌跖部起水疱、脓疱，周围有红斑，约小米至绿豆大小；5～7日后脓疱干涸，结痂，不断出现新疹，反复发作，掌跖皮肤增厚、角化、脱屑，伴不同程度的瘙痒。本病慢性病程，可迁延数年或十余年，发病多在30～50岁，疱液细菌和真菌培养均为阴性。

101. "鬼剃头"是怎么回事？

有些青年人在无任何征兆的情况下骤然发生局限性圆形或椭圆形斑状脱发，直径1～2cm或者更大，如损害增大，数目增多，可互相融合成大小不等、形状不规则的斑片，俗称"鬼剃头"。此病可能因高级神经中枢功能障碍，引起皮质下中枢及植物神经功能失调，使毛乳头血管痉挛，毛发营养障碍而导致脱发，如遭受强烈的精神刺激、过度疲劳等，可突然发病或加重病情。对有过敏背景的斑秃，则可能是一种自体免疫性疾病，除真皮有血管炎和血管周围炎外，其毛囊血管分支亦有血管炎表现，血管被破坏，造成血管网减少，血量供应不足，致使毛发脱失。经免疫学研究，这种斑秃可出现抗甲状腺抗体、抗肾上腺细胞抗体、抗胃壁细胞抗体等，而无抗毛囊抗体，故认为是一种自体免疫性血管炎性秃发。目前还不能肯定该病就是自身免疫性疾病。但因可伴发自身免疫性疾病，使用皮质激素治疗暂时有效等，至少提示在某些病例中可能包含自身免疫因素。此外，内分泌障碍、病灶感染、肠道寄生虫等，也可能为致病因素。

中医认为本病系青年之人，血热内盛，复由心绪烦躁，七情不遂，郁久化火，火热内蕴，热盛生风，"风动叶落"，毛发因之秃落。所以青少年患本病，多为内热所致，其治疗亦应以清热凉血，祛风生发之剂。切不可妄服补药。否则越补越热，越热则发越落。精神情绪变化是本病的重要原因之一，这点中西医是一致的。在日常生活中应保持情绪稳定、充足的睡眠，可以防止因精神刺激、疲劳过度引起的"鬼剃头"。

102. 如何治疗秃发？

在临床上秃发的类型是很多的，它包括早秃（寻常性秃发、家族性秃发和男子型秃发）、先天性秃发、中毒性和生理性秃发（休止期秃发、生长期秃发）、内分泌引起的弥漫性秃发（斑秃、损伤性秃发、粘蛋白性秃发、脂溢性秃发、瘢痕性秃发、假性斑秃、毛囊炎性秃发、小斑片性秃发）等。

在这许多类型当中只有斑秃和包括早老性脱发在内的脂溢性脱发能够采用外治疗法进行治疗。引起这两大类秃发的原因很多，所以即使能采用外治疗法，要想真正奏效也必须针对内因治疗。

外治疗法包括物理疗法如局部按摩、紫外线照射、音频电疗、共鸣火花疗法；药物外擦患处如鲜生姜、醋拌生半夏、补骨脂酊、斑蝥酊、辣椒酊、芥子酊、复方雷锁辛液及脂溢洗方等。外治法的原则都是刺激皮肤充血，改善血液循环，促进毛发生长。

对于其他类型的秃发如先天性秃发、假性秃发、瘢痕性秃发、损伤性秃发等凡因毛囊周血管网消失、毛囊发生不可逆萎缩或消失的秃发患者，外治疗法是无效的；而早秃中的寻常秃发、家族性秃发及男子型秃发等与男性激素过多有关的秃发最忌讳的是对患病部位进行摩擦和药物刺激，采用外治疗法只能加重病情的发展。

103. 甲板纵裂是怎么回事？

甲纵裂是甲病的一种，患者甲板纵向开裂，有些甲质正常，有些则发生薄甲或脆甲，常见于拇指，也见于其他指，纵裂方向为自前向后。有时纵裂前宽后窄呈楔形，有的纵裂与甲纵纹或甲纵嵴同时存在。

引起甲纵裂的原因很多，大致可分为三种情况：

（1）由指外伤引起。

（2）由于长期接触水及潮湿与干燥交替环境。

（3）由系统性疾病引起或某些皮肤病后继发。系统性疾病如内分泌障碍、雷诺病、肝病、贫血、维生素缺乏症、高山病、糖尿病、血液循环障碍等慢性消耗性疾病。皮肤病如硬皮病、先天性梅毒、斑秃、银屑病、扁平苔癣等。

104. 匙状甲是怎样形成的？

指甲呈勺状是一种甲病的临床表现形态，西医称其为匙状甲或甲凹陷症，中医则称其为反甲或陷甲。此病多为后天性疾病，临床表现为初起甲板萎缩变薄，中央凹下，边缘翘起，其形如勺，可放置水滴于其上而不外流，质脆易裂，少则一二指（趾）甲，多则全甲皆凹陷呈勺状。

本病诱因很多，主要见于低血红蛋白（缺铁）、缺氧、维生素缺乏、甲状腺功能亢进、冠心病、风湿热、某些病菌感染（如梅毒、真菌、伤寒菌等）的疾病和职业性强酸强碱及石油生产者。中医认为该病或因情志不调，肝气横逆，脉络瘀阻导致甲失所养；或因先天禀赋素弱、肝肾亏损、精血不足导致甲失所养，因而致病。

治疗此病主要是治疗原发性疾病以根除病因并辅以口服维生素（A、D、B_{12}）及胱氨酸；外用保护性硼酸软膏，疗程一般需2～3个月。

105. 哪些疾病易引起甲剥离？如何处理？

甲剥离症与勺状甲、甲纵裂、甲横裂及脆甲症等同属于甲营养不良症，其临床症状为：甲游离端的甲板与甲床逐渐向甲根方向分离，一般不超过甲板前半段，剥离部分甲下形成空洞，极易堆积污物，形成感染源，可诱发甲沟炎等疾病。开始剥离时，甲板硬度增加，但表面尚光滑，随着空气及污染物进入空隙，可导致甲板变黄而失去光泽。此病可侵犯一甲或数甲，较少波及全部甲。甲剥离症可由多种原因引起，较少有先天遗传性疾病，多为后天性的外伤或疾病引起或伴发的。引起甲剥离的疾病，在内科多见于外周神经障碍、低蛋白血症、维生素缺乏症、多汗症、黄甲综合征、迟发性皮肤卟啉症等。在皮肤病中梅毒、银屑病、湿疹、皮炎、扁平苔癣、硬皮病、真菌感染、雷诺病、斑秃等均可伴发此症。外伤中如轻度损伤、职业性长期接触性损伤（如手工洗衣、浴室工作、炊事工作、造纸及制革工作、长期接触肥皂水或其他刺激性化学药物）。

对症治疗也是从治疗有关病因入手，剪去剥脱部分空甲，每日在患处涂擦一些消毒及抗真菌感染的药物以防止感染。

中医认为甲剥离症多由肝气不调、血虚失养而致。根据"肝主筋,其华在爪"的理论,治宜疏肝理气,荣润爪甲。可选用加味逍遥丸化裁。

106. 甲营养不良是如何引起的?

先天性甲营养不良是由于常染色体显性遗传造成先天性外胚叶发育不良,或大疱性表皮松解症,或甲髌骨综合征,或杵状指导致甲形成不全、发育缺陷、先天畸形,或继发于显性遗传造成的系统性疾病。

后天性甲营养障碍致使甲生长不良的原因很多,可以是直接由营养缺乏造成,包括维生素缺乏、缺铁性贫血等;可以是由各种急性传染病或其他急性病引发机体营养不良所致;也可以是由慢性消耗性疾病造成,特别是肝病、血液循环障碍、肺功能不良造成的甲营养不良;甲周围皮肤病和外伤也常会导致甲营养不良。

中医认为指甲与肝功能有关,肝藏血为罴极之本,在体为筋,其华在甲,开窍于目,肝之合筋也,其荣爪也,爪为筋之余。先天性甲病多表现在先天禀气不足,身体羸弱,气血不足,肝肾精血亏损;或先天脾胃失养,气血化生受阻,精血不足,筋为肝所主,甲失所养;或情志不调,肝气横逆,脉终淤阻,甲失所养;或肝气不调,血虚失养;或经脉不能畅达,瘀血阻滞,甲失所养;或热邪伤阴,阴血受损,爪失于荣润;或肝虚血燥,瘀血阻络,甲失所养。

总之,不论何种原因致使机体营养不良,都有可能发展成甲的营养障碍,终致甲病发生。从这个意义上讲,可以说指甲的变化是反映机体营养状况的晴雨表。

107. 甲变色有何临床意义?

中医认为,甲的色泽变化与人体脏腑及气血变化有关。如病在卫分，甲色变化不明显；病在气分，甲多红赤；病在营分，甲多紫红；病在血分，甲多紫黑；气滞血瘀，甲色青紫或紫暗；气虚失血，则甲色苍白；气虚气陷，则甲色淡白；津亏血燥，则甲板干燥无华。

中医认为，人的脏腑在甲上是有其相应部位的，如甲前部代表上焦心肺，中部代表中焦脾胃，根部代表下焦的肾，而两侧则代表肝胆。脏腑的变化，会在甲板和甲床上反映出来，观察这些相应部位的色泽变化，可以知道其脏腑的内在状况，而对于重病、久病则显得尤为重要。

中医认为观察甲颜色的变化将有助于病因的探查，如病人系由风邪为患，甲色多淡红或青紫；如病人系由寒邪为患，甲色多苍白、紫暗；如病人系由火热为患，则甲色多红赤、红绛；如病人系由湿邪为患，则甲色污黄、浑浊；如病人系由燥邪为患，则甲板干枯不泽；如病人系虫邪为患，则甲板可发生白斑、黄斑。

西医在临床上发现，甲变色常伴发一些疾病。如白甲，无论是点状、条纹状、部分白甲或完全白甲，常由于外伤、真菌感染和系统性疾病引起，或遗传性疾病、肾病、麻风、肝硬化等并发；黑甲，可由于甲下出血、血栓、坏死、铅中毒、甲基质良色痣、恶性黑素瘤、特发性出血性肉瘤等引起；黄甲，多见于厚甲、黄癣菌所致，糖尿病、梅毒、黄疸、甲下出血以及接触雷琐辛、蒽林、驱虫豆素也会引起黄甲，而黄甲综合征则由于甲变黄作为其特征而命名的；绿甲，多见于绿脓杆菌感染；褐甲，多见于汞中毒、炎症后色素沉着、黑棘皮病、阿狄森病乃至浸泡高锰酸钾液后；蓝甲，常出现在甲下出血、银沉着病等患者中。

综上述，不难看出，甲变色是可预示人体健康程度的。

十一、大疱性皮肤病

108. 身上长大疱应考虑到哪些疾病？

周身皮肤出现大疱，疱壁菲薄，表面松弛，易于破溃，应考虑天疱疮的可能。判断是否为天疱疮，可用手轻推水疱，若水疱可在皮下移动，或水疱边缘扩大，或搓动正常皮肤，出现糜烂，都称为尼氏征阳性。若水疱尼氏征阳性，可初步诊断为天疱疮。

若是周身出现大疱为遗传所致，且家族中有多人发病，大疱以皱褶部位显著，应考虑家族性良性慢性天疱疮。

若是老年人或机体抵抗力低下的人发病，皮肤上出现红斑，在红斑或正常皮肤上出现大疱，疱壁较厚且紧张，推之不移，伴有明显的瘙痒，可考虑大疱性类天疱疮的可能。

若是妊娠妇女出现水疱，以四肢部位为主，妊娠终止后大疱消退，若再妊娠则大疱会再发，应高度怀疑妊娠疱疹的可能。

若是药物过敏所致，周身出现大疱，应考虑大疱性多形红斑、中毒性表皮坏死松解症、大疱性药疹、恶性大疱性红斑等病。

另外还有一些非大疱性疾病，在皮疹严重时也会出现大疱，如丹毒、丘疹性荨麻疹、冻疮等；也有一些少见病，皮疹可表现为大疱，如疱疹样天疱疮、儿童慢性大疱性皮病、疱疹样皮炎、大疱性表皮松解症、卟啉病、色素失禁症、肥大细胞增生症等。

以大疱为主要表现的疾病较多，临床鉴别亦很困难。患了此类疾病，应及时到医院就诊，必要时行组织病理检查及免疫荧光检查以明确诊断。

109. 何为天疱疮？有哪几种？

天疱疮是一组累及皮肤和粘膜的自身免疫性表皮内大疱病。

共同的特征有：①薄壁、松弛易破的大疱；②组织病理为棘层松解所致的表皮内水疱；③免疫病理显示角质形成细胞间 IgG、IgA、IgM 或 C3 网状沉积。血清中存在针对桥粒成分的天疱疮抗体。

（1）寻常型天疱疮：圆形，疱壁薄而松弛。初期疱液清亮、淡黄。晚期变浊。特异体征为尼氏征阳性。

（2）增植型天疱疮：最初为水疱或大疱，疱破后，基底部逐渐增殖，表面有分泌物，恶臭，疼痛。

（3）落叶型天疱疮：水疱较浅，疱壁薄而易破，表面常常出现大片鳞屑及痂皮，痂下常有糜烂与渗出，恶臭。皮损广泛，遍及全身，常呈大片状鳞屑及痂皮，状如叶片脱落，因而得名。

（4）红斑型天疱疮：全身症状较轻，一般状况好。初发酷似脂溢性皮炎，后渐遍及全身。在红斑的基础上出现水疱，疱壁薄、易破、易结痂。

110. 如何治疗寻常型天疱疮？

（1）一般治疗：给予高蛋白、高维生素饮食，保持水、电解质平衡。全身衰竭者应给予适量的血浆、白蛋白，少量多次输血或血浆。

（2）糖皮质激素应用：常用泼尼松、泼尼松龙、甲基泼尼松龙、地塞米松等。剂量要足够，尽快控制病情。

（3）免疫抑制剂：与糖皮质激素联合应用，能提高疗效，减少大剂量激素的副作用。如雷公藤多苷、硫唑嘌呤、环磷酰胺、甲氨蝶呤、环孢素。应用免疫抑制药物，要密切注意其副作用，如胃肠道反应、骨髓抑制、肝肾功能异常等。

（4）对大剂量激素及与免疫抑制剂联合治疗不能控制病情者，可考虑采用大剂量丙种球蛋白静注疗法及血浆置换疗法。

（5）抗感染治疗：天疱疮并发细菌、真菌感染相当常见，尤其是细菌感染，常见且严重，是天疱疮患者死亡的主要原因之一，应密切观察，及时选用足量有效的抗生素。

（6）局部治疗：1：8000高锰酸钾溶液或1：1000苯扎溴铵清洗创面，合并感染者用抗生素软膏。口腔粘膜用碳酸氢钠液漱口，外涂碘甘油。

111. 类天疱疮有何特点？

顾名思义，类天疱疮就是一种皮损形态似类天疱疮的皮肤病。它的表现以全身泛发大疱为主，好发于老年人、小孩及机体抵抗力弱的成年人，男女发病比例无明显差别。

类天疱疮较寻常型天疱疮常见，病程呈慢性经过，以胸腹、腋下及四肢屈侧多见，也可见于其他部位。大疱发生在健康皮肤上或水肿性红斑上，小若樱桃，大如鸡蛋，呈半球形。疱壁较厚，紧张而不易破裂；疱液澄清，有时带血性；疱破后糜烂面很快结痂干燥，愈后可留有色素沉着，类天疱疮很少累及粘膜，即使发生，也不严重。

类天疱疮的特点是尼氏征阴性，即用手轻推疱壁，水疱不会扩大；用手揉搓外观正常的皮肤，也不会使皮肤出现糜烂。类天疱疹的诊断应根据以下几点：①好发于老年人及体质虚弱者；②红斑或正常皮肤上紧张性大疱，不易破裂，糜烂面易于愈合；③尼氏征阴性；④粘膜损害少而轻微；⑤组织病理检查为表皮下水疱等。

112. 大疱性皮肤病常用治疗方法有哪些？

目前大多数学者认为大疱性皮肤病属于自身免疫性皮肤病，治疗尚缺乏明确的、针对病因的药物。常用的治疗方法有如下几种：

（1）皮质类固醇激素：是目前治疗天疱疮、类天疱疮等多数大疱性疾病的最有效药物。严重的、泛发性的大疱性皮肤病均以此类药物作为首选。其应用原则为力争早期应用，足量控制，正确减量，继用最小维持量。可依据不同疾病、病情轻重不同而异。中至重度天疱疮患者可使用强的松每日 60～120mg 甚至更多。若治疗 5～7 天仍有新生水疱，则剂量应再增加一半；若皮损得以控制，则用药 2～3 周后逐步减量，维持在每日 10～15mg 左右。类天疱疮的激素用量一般为强的松每日 40～60mg，若无新疱出现则 2 周后开始减量。疱疹样皮炎的强的松用量约为每天 20～60mg。妊娠疱疹用量为强的松每日 20～30mg。

(2) 免疫抑制剂：单用免疫抑制剂适用于病情稳定的轻型患者。若与皮质类固醇激素联合应用则疗效较佳，并可以缩短治疗时间，降低激素的控制量和维持量，减少激素的副作用，常用药物有环磷酰胺、硫唑嘌呤、甲氨蝶呤。免疫抑制剂常在一个月后出现疗效。出现效果后，一般先减激素用量，再减免疫抑制剂用量。

(3) 氨苯砜：对于天疱疮，有少数病例治疗有效；疱样天疱疮则与皮质类固醇激素并用效果好；少数类天疱疮病例使用有效；疱疹样皮炎以该药作为首选有效药物；治疗成人线状 IgA 大疱性皮肤病亦有良好的效果。

113. 何为掌跖脓疱病？

掌跖脓疱病好发于手掌及足跖，周期性地出现深在的小脓疱，伴有不同程度瘙痒，并在接触碱性洗涤用品时、夏季出汗增多时、植物神经功能紊乱时，以及月经前期会加重。

掌跖脓疱病的病因尚不清楚。有人认为与病灶感染有关，因为部分患者使用抗生素治疗可以使皮损减轻或治愈，并在合并细菌感染时皮损恶化；也有人认为本病是对汞、铜、锡等金属元素过敏。

十二、色素障碍性皮肤病

114. 何为黄褐斑?

黄褐斑主要指两颊和前额部位的黄褐色沉着斑,常见于健康妇女,从青春期到绝经期均有发生,特别多见于妊娠、口服避孕药者。如发生于孕妇,往往在妊娠期3~5个月开始,分娩后渐渐消失,但下次妊娠还可再发,称为妊娠性黄褐斑,一般认为是正常生理现象。本病还多见于口服避孕药的妇女,有人统计占服药者的20%。面部色素沉着的发生可能是由于雌激素刺激黑素细胞,黄体酮也促使色素沉着的发展。此病常见于夏季和南方,提示日光是一促发因素。

黄褐斑的皮损为指盖至钱币或掌心大小的色素斑,呈黄褐色至暗褐色,境界明显或模糊不清,邻近者倾向融合,一般对称发于颜面,尤以两颊、额部、鼻、唇及颏等处多见。病程缓慢,无自觉症状。

115. 孕妇为什么易长黄褐斑?

年轻漂亮的她怀孕了,全家人对她百般关爱,她也整日在家调养,甚至连门都不出。但是,虽然连太阳都没有晒到,她的脸上却长出了一片片的色斑,在白皙的脸上分外明显。婆婆告诉她,这是"孕斑";医生告诉她,这是"黄褐斑",且孕妇容易出现。

黄褐斑常见于健康妇女,从青春期到绝经期均有发生,特别多开始于妊娠期第2~5个月,分娩后来月经时即渐消失。这是由于怀孕期间体内的各种激素分泌异于常人。孕期孕激素增加,而孕激素可以促进黑素体的转运和扩散。因此怀孕期妇女易长黄褐斑。

其实黄褐斑不仅仅发生于孕妇,应用口服避孕药的妇女也容易出现黄褐斑。由于所服剂量及时间的不同,其发生率可达20%或更多,常于口服1～20个月之后发生。科学研究已证明,口服避孕药导致黄褐斑发生是由于雌激素和孕激素的联合作用所致,雌激素刺激黑素细胞分泌黑素体,而孕激素可以促使其转运及扩散。另外,在一些慢性疾病,特别是女性生殖器疾病和月经失调、痛经、子宫附件炎、不孕症等以及肝脏病、慢性酒精中毒、甲亢、结核病、内脏肿瘤等患者中也常发生。

116. 如何治疗黄褐斑?

黄褐斑是一种常见病,但目前没有满意的疗法。有病因者应尽量除去病因。由避孕药引起的黄褐斑,应停止服用,但短期内不一定消退。目前的治疗方法有如下几种:

(1) 内服维生素C:维生素C具有还原色素的作用,口服或静脉注射均有减轻色斑的作用。

(2) 外用脱色软膏:5%白降汞软膏、3%双氧水等脱色剂均为抗氧化剂,本身易在空气和日光中氧化,保存时应封闭和避光。但有些脱色剂可引起脱色不均匀或过度,而不能达到美容的目的。

(3) 外用皮质类固醇激素:倍他米松、肤轻松等乳膏外用也有一定效果。

(4) 有人将0.1%维A酸、5%氢醌、0.1%地塞米松(或其他皮质类固醇激素)置于亲水软膏中,每日2次,外用,治疗皮肤色素沉着,取得很好的疗效。

患了黄褐斑,应该积极配合医生寻找病因,在医生指导下坚持治疗,思想上不要背包袱,更不可道听途说乱用药。由于日光暴晒而加重的黄褐斑,夏季外出时可戴帽打伞,避免直接暴晒。一般经过一个时期治疗,黄褐斑是可以治愈和缓解的。

117. 雀斑是怎么回事？

雀斑是常见的、好发于中青年女性的常染色体显性遗传性色素沉着病。本病自3岁开始，面部出现色素斑，随年龄增长而逐渐增多，青春期达高峰，老年后减轻，黄褐色或黄棕色斑点，圆形或椭圆形，直径一般3～5mm，数目多少不一，对称分布。多见于面部特别是鼻梁部、颧部、颊部等处，也可见于颈部、手背、前臂伸侧及肩部。少数泛发胸背部，日晒后颜色加深、数目增多，无自觉症状。防治措施：避免日晒，春夏季节，外出时需外搽遮光剂如5%二氧化钛霜。局部皮损外用脱色剂如3%氢醌霜、3%过氧化氢溶液。局部化学剥脱法如30%～35%氯醋酸溶液。液氮冷冻，但易形成瘢痕及色素沉着。严重者用皮肤磨削术及激光治疗。

118. 皮肤变白常见于哪些疾病？

白癜风的突出表现就是局部皮肤变白。皮肤变白在临床上称为"色素减退"。有色素减退症状的疾病很多，常见的有以下几种：

(1) 白化病：是一种遗传性疾病，自幼发病。表现为全身皮肤变白，毛发白色或淡黄色，眼睛亦缺乏色素，并畏光。

(2) 贫血痣：亦为自幼发病，好发于面、颈、躯干或其他部位。边缘无色素加深现象。拍击、摩擦局部，淡色斑本身不发红，而周围皮肤发红。

(3) 白色糠疹：多见于儿童及青少年，主要在面部，也见于颈部、上臂和肩部。表现为片状白斑，边缘不太清楚，斑的表面有灰白糠状鳞屑，轻度瘙痒。

(4) 花斑癣：多见于青年人，主要发于前胸、后背及颈部。开始为淡褐色针头至米粒大小斑，表面少许细糠状鳞屑，皮损在消退过程中变白，因此可看到淡褐色斑及白色斑同时存在。取鳞屑镜检可查见真菌。

(5) 老年性白斑：是一种老年性退化现象。多见于 45 岁以上中老年人，并随年龄增长而增加。好发于躯干、四肢，特别是大腿部，而颜面部不会发生。白斑境界清楚，针头至绿豆大小。白斑处皮肤稍凹陷，边缘无色素增多现象。

由此可见，皮肤变白不一定就是白癜风，还应根据其好发部位、年龄、皮损特点及伴发症状加以鉴别，以免误治漏治。

119. 何为白癜风？

白癜风是一种常见的后天性色素脱失性皮肤粘膜病。我国人群患病率 0.1%～2%，无明显性别差异。目前发病原因还不清楚，有以下几种学说：①自身免疫学说。②遗传学说：亲属中的白癜风患病率国外报道为 18.75%～40%，国内为 3%～12%，是多基因遗传。③神经学说：2/3 的病例起病或皮损发展与精神创伤、过度劳累、焦虑过度等有关。黑素细胞起源于神经嵴，有些白癜风沿神经节段分布，皮损及其邻近正常皮肤处神经肽增多，提示某些神经介质损伤黑素细胞或抑制黑素形成。④黑素细胞自毁学说。

120. 如何治疗白癜风？

白癜风是一种较为顽固的疾病，治疗起来较困难，且疗程长，痊愈机会较少，虽然目前治疗方法及药物种类很多，但是均缺乏特效药物。

常用方法：①光疗法：补骨脂素及其衍生物是光毒物质，内服或外搽后经长波紫外线（UVA）或日光照射可增加黑素细胞密度、酪氨酸酶活性，使黑素合成及转运增加，恢复色素。②糖皮质激素：对泛发性、进展期皮损可系统应用糖皮质激素如泼尼松每次 5mg，3 次/日，持续数日。对局限性、早期损害或 10 岁以下儿童，可局部应用皮质激素制剂，如 0.05% 卤美他松、

0.1%倍他米松二甲基亚砜乙醇溶液、适确得等。每日外涂一次，3个月内未见色素再生，应停止用药。皮损内注射强的松龙亦有一定效果，但要注意长期应用皮质激素可引起局部皮肤萎缩、毛细血管扩张等副作用。③自体表皮移植：将自体黑素细胞移植到脱色区，以达到色素恢复的目的，适于病变范围小，病情稳定者。

121. 白癜风患者应注意哪些事项？

白癜风治疗较困难，且疗程较长，因此患者应从平时的生活起居进行调养，以促进皮损向好的方向发展。白癜风患者应注意以下几点：

（1）坚持治疗：大多数疗法均在1个月以后见效，且见效后恢复亦很缓慢，若半途而废则治疗会前功尽弃。因此对于白癜风的治疗贵在坚持，并且痊愈后需巩固治疗一段时间，以防止复发。

（2）服用呋喃香豆素类药物会出现的副反应有食欲减退、贫血、白细胞减少及中毒性肝炎。因此服用此类药物的患者应定期检查血象、肝功能等，副作用明显时应及时停药，或配合保肝、升高血象的药物。

（3）进行期勿刺激皮损：经常可以看到由于外用药物的强烈刺激而使白斑扩大。不少病例还可在遭受机械性刺激、压力、搔抓、摩擦的正常皮肤处发生白斑，或使原来的白斑扩大。其他形式的局部刺激，如烧伤、晒伤、放射线、冻疮、感染等也可有此反应，或因此反应而泛发全身。因此，本病在进行期时不应过度日晒、摩擦或使用刺激药物，不要损伤皮肤，宜穿宽大合身的衣服。

（4）放松精神：据统计大约有三分之二病例在起病或皮损发展阶段有精神创伤、过度劳累、思虑过度等。因此本病患者应注意劳逸结合、心情舒畅，以积极配合治疗。

（5）平时少吃或不吃维生素C，多进食豆类以及豆制品。注意室外锻炼身体，适度接受日光浴，但也不可强光暴晒。

十三、遗传、代谢障碍性皮肤病

122. 鱼鳞病是怎么回事？

有的人从小皮肤就比一般人干燥，在四肢，特别是小腿和前臂的伸侧面，有很多白色、淡褐色到深褐色，菱形或多边形鳞屑，很难剥脱，似蛇皮。此病在冬季气候干燥时特别明显，像没有洗干净的污垢，常常引起干裂，到了夏季气候温暖潮湿出汗较多时，可明显好转。这种病就是人们常说的蛇皮癣，即西医学中的鱼鳞病，是常见的遗传性皮肤病，下面介绍常见的两种类型：

（1）寻常型鱼鳞病：这是最常见的一种类型。出生后数月发病，两岁开始病情加重。常发生于四肢伸侧及背部，皮肤干燥，白色或淡褐色、菱形或多角形鱼鳞状鳞屑，半透明，冬重夏轻，青春期病情常减轻。

（2）性联性鱼鳞病：仅男性发病。出生时或生后不久发病，皮疹同寻常型鱼鳞病相似，但鳞屑较大且显著，面部两侧、颈、头皮受累最严重，病情冬重夏轻，但不随年龄增长而减轻。

鱼鳞病与维生素 A 的缺乏有密切关系。我国首先发现维生素 A 缺乏病患者皮肤干燥，四肢伸侧有毛囊角质性丘疹，与鱼鳞病相似。但是维生素 A 缺乏者服用维生素 A 后，可获痊愈，而鱼鳞病患者服用后，对症状的改善有一定帮助，但不能使本病痊愈。

123. 如何治疗鱼鳞病？

鱼鳞病目前尚无彻底治愈的方法，但是患者若能加强皮肤护理，再结合药物治疗，可使症状获得一定好转。

首先应加强皮肤护理，冬季干燥时，皮肤失水相对增加，皮损即加重。因此，冬季是护理的重点，多吃富含维生素 A 的食物,如胡萝卜、奶油、白薯、鱼肝油、猪肝等。冬季洗澡不宜过勤,肥皂不宜过多,洗澡后要涂用护肤油脂,可保护皮肤柔润,使鳞屑减少,并保持适当的水分和足够的营养成分。另外,还应注意衣着保暖,避免风寒刺激皮肤;忌食辛辣刺激。这样可使患者舒适,病情缓解。

在上述护理下,如病情仍比较严重,考虑用药治疗:

(1) 内服法:口服大剂量维生素A,每日10～30万U;或维A酸,每日1mg/kg。但长期服用可出现骨质脱钙、脱发和其他中毒症状。

(2) 外治法:外用10%尿素脂、0.1%维A酸霜或20%鱼肝油软膏等,对缓解皮肤干燥、脱屑、皲裂有一定疗效。

124. 什么是月经疹？为什么会发生月经疹？

月经疹是与月经有关的皮肤病。妇女每逢月经来潮前1～3天发生皮疹,常随月经结束而消退或减轻,如此在每次经期反复发作,但也有间断发病者。皮疹可为水疱或大疱、红斑、多形红斑、荨麻疹等,也有表现为结节性红斑、湿疹、色素沉着等。常见有以下三种类型:

(1) 痛经疹:发生在痛经妇女,月经来潮时发病,罕见。发于面部、躯干、上肢,皮疹为红斑、风团、水疱,常对称分布。

(2) 紫癜:点状或环状紫癜常发生于小腿和躯干的下垂部位,分布对称,有时伴有发热,月经量少,有复发性。实验室检查中,血小板计数可下降。

(3) 周期性口腔溃疡:来潮前数天在口腔内散在发生溃疡,不痛。有时外阴部亦可发生。妊娠时缓解,分娩后又发生。

此外,尚有月经时发生单纯疱疹(好发于口唇和大小阴唇)、月经期荨麻疹或血管性水肿者。

为什么有这种现象呢？因为月经来潮时,体内雌激素水平低,皮肤较敏感,易发生过敏反应。

125. 维生素 A 摄入越多越好吗?

近来,人们听到几起因服用碘、钙过量引起的中毒事件,不禁会想到,食用过量的维生素 A 会不会中毒呢?答案是肯定的。

人体维生素 A 主要来源于饮食中的动物性食物和植物中的胡萝卜素,其在肠道粘膜和肝脏内转化成维生素 A 供机体利用。若误用或计算错误进食大量维生素 A,可造成急性中毒,常在进食数小时后发生,表现为恶心、呕吐、头痛、渐出现皮肤大量脱屑。婴幼儿对维生素 A 较成年人更为敏感,一些家长为治疗小儿营养不良或鱼鳞病、毛囊角化病等,给小儿长期进食过量维生素 A,可发生慢性中毒。皮肤出现干燥、粗糙、增厚、毛囊角化、色素沉着,甚至出现紫癜、唇干裂、毛发脱落及骨、关节痛;消化道症状有厌食、便秘、肝脾肿大。婴儿可有前囟隆起。X 线可显示长骨骨膜下有新骨形成。

维生素 A 是人体所必需的,但应在医生指导下合理使用,若出现上述症状,应立即停服维生素 A,症状即逐渐消失。

126. 维生素 B_2 缺乏的主要临床表现有哪些?

(1) 本病患者一般系集体生活者,个人单独发病较少见。

(2) 阴囊炎:根据主要皮损分为三型:①皮炎或红斑型:比较常见。在阴囊正中缝两侧对称分布大小不等、边界清的淡红斑,上有灰色或褐色发亮鳞屑,重者边缘有棕色厚痂。②湿疹型:阴囊前壁局限性或弥漫性干燥、脱屑和结痂,日久浸润肥厚,皱纹加深,有糜烂、渗出、化脓和皲裂,慢性经过,皮损可扩散至阴茎、包皮和会阴。③丘疹鳞屑型:本型最轻,亦少见,阴囊一侧或一处有针帽至黄豆大小圆形丘疹,上覆灰白色发亮鳞屑,或为棕褐色痂,同脓疱型银屑病相似,损害可少量散在或密集成群,融合成片。

(3) 舌炎:是常见症状。舌尖或舌中部发红,早期舌面鲜红色,重者整个舌面肿胀;舌乳头初期肥厚,晚期萎缩变平。舌中部有纵横长短不一的裂纹。

(4) 口角炎:约占患者总数 90% 以上,有时只是唯一的表现。口角发白、浸渍、糜烂、线状皲裂和角化,愈后留疤。

(5) 唇炎:唇干、脱屑、微红肿、有色素沉着,间有裂隙,多见于下唇。

127. 何为坏血症?

坏血症是由长期缺乏维生素 C 所引起的疾病,主要有角化性毛囊丘疹、牙龈炎和出血等症状。

坏血症的主要临床表现:早期有倦怠、食欲不振、烦躁或抑郁,随后出现毛囊角化、牙龈炎和广泛出血症状。毛囊角化多见于前臂伸侧、腹部及大腿部,形成角栓,毛发卷于毛囊内,称为螺旋状毛发,皮肤亦干燥,类似维生素 A 缺乏症;牙龈炎表现为牙龈肿胀、发红、出血,牙齿松动,可因牙龈萎缩、牙槽坏死而脱落,常伴有口臭;皮肤出现瘀点和瘀斑,开始在毛囊周围,后波及大腿和小腿处,在撞击和受压处易发生带状或点状瘀点或瘀斑。如有创伤,其伤口愈合缓慢,常伴有继发感染和出血。本病患者毛细血管脆性试验阴性。

本病的治疗是多食新鲜水果和绿叶蔬菜,补充维生素 C。因维生素 C 是一种水溶性维生素,性质不稳定,在储存、烹调中易被破坏,所以食用时以新鲜、未加工的生菜为宜。亦可直接食用维生素 C,轻者每日 100~500mg,重者每日 600~900mg,吸收困难者可肌肉注射或静脉滴注。

128. 烟酸缺乏有何表现?

本病又称糙皮病、玉蜀黍疹等,是由烟酸类维生素缺乏所引起的,临床表现为皮炎、舌炎、肠炎、精神异常和周围神经炎。

烟酸缺乏病典型皮肤表现:日光暴露部位,如面和手背,突然出现典型的边缘清楚的鲜红色斑片，对称分布，瘙痒，有烧灼感。数日后可消退。多次发作后，出现皮肤角化过度，粗糙，变黑，皮肤失去弹性，最后变薄似萎缩性瘢痕。口角和唇干燥皲裂，舌乳头早期突起肥大，晚期萎缩变平，舌质光滑发红，自觉灼热感。

本病除有皮肤症状外，还有消化道症状，如胃酸减少、食欲不振、腹泻等；神经精神表现有神经衰弱及心悸、失眠、定向力丧失，严重者可发生痴呆、昏迷。

本病典型的三联症是皮炎、腹泻和痴呆。三者同时存在较少，常见皮肤和胃肠道症状。故本病诊断不难。

本病治疗给予高蛋白和高烟酸食品，避免日晒。视病情轻重补充不同剂量烟酸类维生素，口服烟酰胺每日 100～1000mg，同时补充 B 族维生素。

129. 皮肤发黄就是黄疸吗？

皮肤发黄就一定是黄疸吗？答案是否定的。胡萝卜素血症又名橘皮病，就是一组以皮肤黄染为主要症状的疾病，与黄疸无关系。

胡萝卜素血症是一种在血内的胡萝卜素含量过高引起的肤色黄染症。胡萝卜素为一种脂色素，可使正常皮肤呈现黄色。若进食过量富含胡萝卜素的胡萝卜、橘子、南瓜、红棕榈油等后可使血中胡萝卜素含量明显增高。高脂血症、甲状腺功能低下、糖尿病或其他使胡萝卜素转化为维生素 A 的先天性缺陷或肝病等情况下，也可使血中胡萝卜素含量增高。

胡萝卜素血症唯一体征为皮肤呈黄色或橙黄色，无自觉症状，但巩膜不黄染。本病多发于手掌和足跖，有时颜面、口周、眼睑也可以出现，严重者全身皮肤呈橙黄色，血浆中胡萝卜素含量超过 $250\mu g\%$。本病应与黄疸相鉴别，黄疸巩膜有黄染，有其他肝胆系统疾患，而本病没有。

胡萝卜素血症的治疗为暂停食用含有丰富胡萝卜素的食品，应改变食物种类，皮肤黄染可迅速消失。若有甲状腺功能低下或糖尿病患者，可积极治疗原发病，黄色亦可退去。

十四、粘膜疾病

130. 伴有口腔溃疡的疾病有哪些?

(1) 单纯疱疹:发生于口腔的单纯疱疹即疱疹性牙龈口腔炎,多发于1～5岁的儿童,前驱期有发热、倦怠等全身症状,损害发生于唇、牙龈或口腔,为小而浅的疱疹性或溃疡性病变,密集成簇分布,常常只有一片。而阿弗他口腔炎为孤立散在分布如绿豆大小的溃疡。

(2) 带状疱疹:发生于口腔者表现为单侧簇集性水疱,破后形成溃疡,可见带状疱疹特有的皮损及神经痛。

(3) 手、足、口病:主要发生于儿童,表现为口腔内少数分散较小的水疱,疼痛,很快破溃形成溃疡,同时见手指、足趾亦有水疱,发疹前可有低热、头痛等症状。

(4) 口腔念珠菌病:即鹅口疮,常见于婴儿,由于白色念珠菌生长而引起舌、软腭等表面覆盖一层奶油白或灰色膜,可分散或融合成片,揭去后留下红色渗出性基底。严重时可致粘膜溃疡及坏死,损害较为广泛。

(5) 红斑狼疮:是一种自身免疫性疾病,多见于青年女性。系统性红斑狼疮可侵犯全身结缔组织和多个脏器,典型皮损是发于面部的蝶形红斑,同时伴有低热、乏力、关节痛、脱发等症状,部分患者可出现口腔或鼻咽部粘膜溃疡。

(6) 白塞病:是口、外生殖器溃疡和虹膜炎三联综合征。可出现多系统病变,如皮疹、关节炎、血管炎及神经精神系统病变等,但早期或不典型患者可仅表现为口腔溃疡,很容易误诊。其溃疡单发或多发,大小深浅不一,中心有坏死,有明显的疼痛及口臭。发生于咽、喉及食管者,可致进食困难。

(7) 天疱疮:是一种慢性、复发性、严重性表皮内大疱性皮肤病，可能为自身免疫病，患者多为 30～50 岁成人。特点是在正常皮肤或粘膜上出现松弛性大疱，尼氏征阳性。大疱可发生于全身任何部位。口腔粘膜多侵犯舌、颊、上腭，水疱数目及大小不等，壁薄易破，形成糜烂或溃疡面，灼痛明显，影响摄食、咀嚼、吞咽。早期损害仅限于口腔时，诊断比较困难。

131. 何为复发性口腔溃疡？

复发性阿弗他口腔炎就是我们通常所说的复发性口腔溃疡，即口腔粘膜上反复发作的单个或多个疼痛性溃疡。

本病十分常见，主要表现为舌表浅溃疡，可以单发，也可多至十多个甚至数十个，大小不等，小如绿豆，大似黄豆，多见于唇、舌、颊、牙龈、硬腭等部位。轻者仅有烧灼感，重者疼痛明显，说话和进食均受影响。一般 7～10 天可自愈，愈后不留瘢痕。但多反复，时发时愈，发作程度和间隔时间不等。病程长短不一，有的发作 1～2 次即不再复发，有的病史可长达十几年至几十年。

本病可发生于任何年龄的人，但多见于青壮年，尤以 20～30 岁发病率最高，女性较多。虽然很常见，但病因尚不清楚。有些患者在发病前可以有明显的精神紧张、劳累或情绪的波动，或口腔受到化学物质的刺激，但多数情况下找不到明确的诱因。通过对大量人群的调查分析发现，本病具有明显的遗传倾向。另外细菌学方面的研究提示，复发性口腔溃疡可能与多形性链球菌感染有联系。

132. 何为粘膜白斑？

粘膜白斑，从字面上很容易理解，就是发生在粘膜上的白色斑片，但是作为一种疾病，它主要是指那些以角化过度和上皮增生为特点的粘膜白斑。例如白癜风也可发生在粘膜上，但其组织学改变以色素脱失为主，一般无角化过度等表现，故不属于粘膜白斑病。

粘膜白斑包括了口腔和外阴两个部位的病变,过去许多医学家把粘膜白斑看成是癌前期病变,但经过大量的观察与研究证明多数属于良性病变。

本病多发生于40岁以上的成人。口腔粘膜白斑以男性患者为多见,可发生于上腭、颊部、牙龈、舌面或两侧及唇部。粘膜上可见局限性角化过度、肥厚、变白,可以单发或多发,大小形状不一,呈点状、片状、斑块状或融合成弥漫性病变,日久可发生浅的裂口和小溃疡。一般无症状,或有轻微疼痛。

外阴白斑多见于闭经期后的妇女,主要发生于阴蒂、小阴唇和大阴唇的内侧。有时发生于前庭、阴道及尿道口。局部一般为白色角化性损害,也可呈灰白色、灰蓝色或紫红色。早期角化过度、浸润肥厚。后期可发生萎缩性病变,引起外阴狭窄。患者多伴有局部瘙痒,搔抓可继发感染、溃烂或湿疹样变。

133. 粘膜白斑能治好吗?

尽管粘膜白斑发生恶变的机会较少,但它给患者带来精神痛苦或不适感。粘膜白斑到底能不能治好?应该如何治疗呢?

首先应注意去除局部刺激因素,如改善口腔卫生、治疗病牙、戒烟等,女阴宜经常清洗,保持干燥清洁。同时积极治疗全身性疾病。若局部瘙痒明显或继发感染,可以局部应用止痒剂及抗生素。止痒剂如达克罗宁霜、柳酚酊等,抗生素如红霉素软膏、新霉素软膏等。此外,用中药苦参、黄柏、苍术、白鲜皮、地肤子、蛇床子等适量煎汤外洗常能收到良好效果,成药洁尔阴亦能起到相同的作用。

一般来说,病因简单、病情较轻的白斑病在去除病因后或经简单的药物对症治疗,常可以消失。但也有病情较重者药物治疗无效,特别是局部有溃疡、硬结或赘生物,病理上有癌变倾向者应手术切除。总之,白斑病变患者的症状轻重不等,病程长短不一，短的数月，长的可持续数年甚至十几年，没有一种特效药或特效的方法适用于所有的患者。

134. 何为珍珠状阴茎丘疹病？

这是一种在男性青春期后较常见的疾病，因不痛不痒，故患者常不知不觉而在偶然间发现。患者以 20～40 岁为主，最常发生于冠状沟的背侧及两侧，有时可包绕整个冠状沟，偶尔也分布到龟头及系带上。皮疹表现为珍珠状、白色、黄色或红色半透明丘疹，沿冠状沟排列成一行或数行，单个丘疹约 1～3mm，互相不融合。

本病多见于包皮过长者，可能与局部分泌物及包皮垢的刺激有关。本病不会引起任何不良后果，一般无需治疗。但由于本病发生在生殖器部位，常易与性病中的尖锐湿疣相混淆。尖锐湿疣较小者也可为针尖或小米粒大小，但不会沿冠状沟规则排列，且大小不等，呈疣状或菜花状，从外观和排列特点上一般不难鉴别。当然，如果作组织病理学检查，就更加明确了。

所以，发生在外生殖器部位的皮疹一定要仔细鉴别。如果把珍珠状阴茎丘疹病误诊为尖锐湿疣而做手术或激光等治疗，不仅给患者带来肉体上的痛苦、经济的损失，而且会给患者造成精神上的负担，甚至引起家庭纠纷。

135. 引起龟头炎的原因有哪些？

（1）非感染因素：包括局部创伤、摩擦、避孕药、肥皂和清洁剂等刺激，局部可表现为水肿性红斑、糜烂、渗液甚至出血，若继发细菌感染可化脓并形成溃疡面。患者疼痛明显，行动不便。临床上称之为急性浅表性龟头炎。

（2）念珠菌感染：念珠菌是一种条件致病真菌，故念珠菌性龟头炎常继发于糖尿病、老年消耗性疾病以及大量抗生素或激素治疗之后，也可为原发性，多由配偶念珠菌阴道炎传染，龟头及冠状沟可有浅红色糜烂及薄壁脓疱，但局部常找不到念珠菌，可能为念珠菌引起的局部过敏反应所致。

（3）阿米巴原虫感染：患者多先有包皮龟头炎病变，局部失去正常的屏障作用，继而由肠道阿米巴病传染而引起。局部糜烂、溃疡、组织坏死明显，分泌物直接涂片可找到阿米巴原虫。

（4）滴虫感染：多因配偶患有阴道滴虫病而被传染。症状较轻，主要表现为龟头部起红斑丘疹、小水疱等。境界清楚、范围逐渐扩大，患者常感瘙痒，分泌物中可找到滴虫。

此外，还有一些龟头炎病因不明确，但包皮过长、包皮垢刺激多与龟头炎的发生有关。故男性也应经常清洗下身，保持局部清洁，避免刺激。包皮过长者，可在炎症控制后进行包皮环切术。

136. 如何治疗龟头炎？

首先明确引起龟头炎的病因，如果有明确的原因则应进行针对性的治疗。如念珠菌性龟头炎局部应用制霉菌素或克霉唑；阿米巴性龟头炎给予依米丁注射；滴虫性龟头炎可口服灭滴灵。当然，如果是从配偶传染上的，应同配偶共同治疗，以免反复感染。

局部治疗也是很重要的，糜烂渗液为主者，可用高锰酸钾溶液或雷弗奴尔、雷琐辛溶液湿敷。干燥脱屑为主者，外用皮质类固醇油膏。若有溃疡形成或感染化脓，应每日用抗生素换药。感染明显而伴有发热和淋巴结肿大者，可全身应用抗生素。

同时，不论患哪一种龟头炎，都应注意局部的清洁卫生，避免各种刺激。包皮过长者，待急性炎症控制后可作包皮环切术。

十五、皮肤肿瘤

137. 老年疣是怎么回事？

老年疣又称脂溢性角化病、基底细胞乳头瘤，是一种良性表皮性肿瘤。

本病好发于面部，特别是颞部，其次是手背、躯干和上肢，但也可发生于体表任何部位。皮损为小而扁平、境界清楚的斑丘疹，为淡褐色或深褐色，表面光滑或呈乳头瘤样改变，上覆油腻性鳞屑或痂，触之较粗糙，将鳞屑剥去可再生。色素沉着非常显著。陈旧性损害的颜色变异性很大，可呈正常皮色至黑色。毛囊角栓是本病的重要特征之一，在皮疹上清晰可现。病程通常缓慢，损害向周围扩大，可融合成片。无自愈倾向。损害突然发生并迅速增多者，应注意是否并发内脏肿瘤。本病极少发生恶变，如恶变，常为鳞癌。

138. 何为线状表皮痣？

本病于1863年被首次发现，称之为单侧痣，又名表皮痣、疣状痣、疣状线状痣等。是因表皮细胞发育过度致表皮局限性发育异常所致。

本病男性多见，常在婴幼儿期发病，少数在10岁后发生。皮损为密集的淡褐至褐黑色丘疹，常排列成线状，表面粗糙，呈疣状增生。皱襞处损害常因浸渍而较软。口周损害可并发颊粘膜和舌损害。

（1）局限型：皮损好发于躯干或肢端，亦可见于面部。损害单个或多发，常单侧分布，故称单侧痣。

（2）炎症型或苔藓型：皮损色红，有痒感。常发于一侧下肢，损害表面因搔抓附有痂皮和鳞屑，酷似湿疹。

（3）泛发型：损害常多发，呈单侧或双侧分布，皮损可呈多数平行线状排列，尤其在躯干部。本型呈显性遗传，且常伴有其他先天性畸形，如齿发育异常、多指症、骨骼畸形和中枢神经系统疾病如癫痫、精神发育迟缓和神经性耳聋等，称为表皮痣综合征。

本病损害小而局限者可采用冷冻、激光或刮除疗法。

139. 什么是汗管瘤？易与哪些病混淆？

汗管瘤是一种痣样肿瘤，有家族性，临床表现有一定特点，但有时易与扁平疣、毛发上皮瘤多发型和睑黄瘤相混淆。下面介绍汗管瘤与后两种疾病的鉴别要点。

毛发上皮瘤的临床特点为多发、对称、正常肤色的小结节或丘疹，好发于面部的鼻唇沟，开始见于儿童或青年，有家族发病倾向。皮疹持续存在无变化，可慢慢发生新疹。汗管瘤主要发生于眼周围，可并发于颈部、胸背，通常皮损较少，大小一致，为肤色、淡棕黑色至棕黑色，皮损较毛发上皮瘤要小。有时这两种病可并发。

睑黄瘤是一种常见的黄瘤病，是代谢障碍性皮肤病。皮疹为浅黄至橘黄色。

140. 皮赘是怎么回事？

皮赘通常分为多发性和孤立性两种：

（1）多发性：好发于面部、颈项、腋窝，损害为绿豆至樱桃大小、光滑柔软的有蒂赘生物，直径多在1～2mm，表面可有沟纹，为正常肤色、浅黄或深红色，一般无自觉症状。

（2）孤立性：好发于躯干下部，如腹股沟、女性外阴等处。损害一般为单个，有蒂，呈息肉样突起，颜色同多发性皮赘。

皮赘的病理组织显示，其主要变化是由表皮所包围的真皮结缔组织组成。结缔组织疏松水肿，含有许多毛细血管。

本病在临床较多见，但需要与软痣和神经纤维瘤区分。软痣与本病在外观上很难区分，但病理检查可区分；神经纤维瘤为先天性多发性赘瘤，大小不等，数目多，性质柔软，触之有空囊感，伴有色素斑。

皮赘一般不会恶变，小者可用水晶膏、祛疣糊腐蚀，大者用电凝固破坏其基底部即可，液态酚或三氯醋酸点灼亦可。

141. 瘢痕疙瘩能手术切除吗？

瘢痕疙瘩多数呈蟹足爪状，影响美观，对于瘢痕体质的人，应尽量避免不必要的外科手术，对于瘢痕疙瘩不要随意手术切除，以免手术后愈合瘢痕更大。对于挛缩性畸形或关节功能受障碍等必须切除者，手术后注射醋酸氢化考的松或去炎松，或再配合放射治疗；对直径小于 5cm 的，可用液氮冷冻；如果瘢痕疙瘩不超过半年的，只用 X 线照射可以有效。

142. 黑痣恶变有何特征？

恶性黑色素瘤是发生在皮肤的色素性肿瘤，它既能由表皮基底层内的黑素细胞增生而来，又能在原先存在的黑痣基础上恶变而成。研究认为，恶性黑色素瘤虽有较高的死亡率，但若能及时发现，及时治疗，其 5 年生存率可达 90%～95%。所以，针对其发生的两条途径，作好预防工作，将黑痣的恶变消灭于萌发阶段，将大大降低恶性黑色素瘤的发生。黑痣恶变早期的特征表现如下：

（1）颜色：原本单一的色彩上，增加了红色、白色、蓝色等新颜色，杂乱的颜色是恶变的强烈信号。

（2）边缘：由光滑整齐，演变成参差不齐的锯齿状。

（3）表面：不光滑，变得粗糙，并伴有鳞形或片状脱屑，有时有渗液或渗血，高出皮面。

（4）病灶周围皮肤：出现水肿或丧失原有皮肤光泽或变白

色、灰色。

（5）感觉异常：局部常发痒、灼痛或压痛。

对于黑痣恶变早期出现的上述特征，一经发现，就应引起足够的重视，应尽早求医问治，切不可随意挤、抠。

143. 日光角化病有何特征？

日光角化病大多发生于经常暴晒于日光下的中老年人群，白种人易患此病，此外电离辐射、热辐射、沥青及煤焦油产物等均可引发本病。男性较女性发病率高。以面部、下唇、手背、前臂、头部秃发处多见。皮损为红到淡褐色或灰白色圆形、不规则形角化性丘疹，境界清楚，表面附干燥粘连性鳞屑，厚薄不等，不易剥离，周围红晕，偶见皮损角化明显，呈疣状，形成皮角。皮损大小＞0.5cm，多发性，亦有单发者，无自觉症状或轻痒。皮损发生部位多有明显的日光损伤，表现为干燥、皱缩、萎缩和毛细血管扩张，常伴老年性雀斑样痣。约20%的患者发展为鳞癌，不转移。单一或皮损少者，可应用液氮冷冻、电烧灼、激光等治疗，多发性或大面积损害，局部应用1%～5%氟尿嘧啶软膏或溶液。

144. 如何预防皮肤癌？

预防皮肤癌的发生，首要一点就是在日常生活、工作中，尽量避免长期接触有害的化学物品如沥青、焦油、砷化物、苯并芘等，这些化学物质都有较强的致癌性。对于因工作需要，必须长期接触有害化学品的工人，尤其要有良好的劳动保护。同时，我们也要自觉保护好我们的生活环境，不要随意点燃轮胎、沥青、塑料、电线皮等物质。第二，防止长时间的皮肤暴晒。医学家发现紫外线照射可诱发皮肤癌，长期工作在阳光下的农民、渔民、野外工作者较室内工作者发生皮肤癌的机率要大很多。所以在户外工作、游玩时可涂些防晒霜之类的物品。第三点是要注意电离辐射，这主要是针对放射工作者而言。第四点是患有光化性角化病、着色性干皮病等癌前病变者，应尽早进行治疗，争取将皮肤癌扼杀于萌芽之时。最后，要加强锻炼身体，提高身体素质，如中医所云："正气存内，邪不可干。"

145. 常见的黑素瘤有哪些？

不同类型的黑素瘤有其不同的临床表现，以下为最常见的四种：

（1）表浅蔓延型：最多见，占70%。好发于50岁左右，女性多发于肢体，男性好发于躯干。其恶性程度介于雀斑型和结节型之间。早期表现为棕黄色、棕色、蓝色或黑色，大多数可呈玫瑰红或桃红色，其边缘呈锯齿状，并使皮肤纹理消失。辐射生长期持续1~12年，此期内发生淋巴结转移者不到5%。

（2）雀斑型：占10%~15%，为四型中恶性程度最低的一种。好发于头、颈、手背等暴露部位，多见于60~70岁，女性多见。临床上表现为较大的、平的或略高出皮面的棕黄色或棕色病灶。当辐射生长伴有垂直生长时，局部呈灶性隆起，颜色仍为棕黄色，淋巴结转移率为25%左右。

（3）结节型：为四型中恶性程度最高的一型，占12%左右，好发于50岁左右，男女之比为2：1，好发于背部。临床为灰色带有桃红色彩的结节，当病灶继续生长时其颜色变成蓝黑色，呈紫黑果酱样圆顶形或息肉样块物，垂直生长为其唯一生长方式，病程进展迅速，一般持续数月至1年，并较早发生溃疡和淋巴结转移。本型预后较差。

（4）肢端色斑样黑素瘤：主要发于手掌、脚底及甲下，辐射生长期皮损为棕黄、棕褐或黑色，不高出皮面，若在甲下可见不规则的棕黄或棕褐色条纹由甲床向近端扩展。辐射生长期持续1年左右，不及时处理则进入垂直生长期，病灶呈结节状隆起，淋巴结转移率亦随之增加，预后亦差。

十六、结缔组织病

146. 引起红斑狼疮的原因有哪些？

红斑狼疮是一种自身免疫性结缔组织病，多见于15～40岁的女性，男女之比例约1：9。它可分为盘状红斑狼疮、恶急性皮肤型红斑狼疮、系统性红斑狼疮。病因尚未清楚，与下列因素有关。①遗传因素。②性激素：本病在育龄期妇女发病率高。目前认为雌激素与本病有关，而雄激素则对系统性红斑狼疮有保护作用。③环境因素：紫外线可使表皮细胞的DNA抗原发生改变，激发机体产生抗DNA抗体，而加剧病情。寒冷、外伤、精神创伤、药物可诱发本病。

147. 系统性红斑狼疮有哪些损害？

早期表现多种多样，可出现长期低热、间断性不明原因的高热、倦怠乏力、关节酸痛及体重下降等全身症状。部分患者长期患慢性荨麻疹、过敏性紫癜、结节性红斑等皮肤病。①皮肤粘膜：约90%的患者有皮损，面部蝶形红斑、甲周红斑及指（趾）末端出现紫红色斑点和瘀点或弧形斑，伴指尖的点状萎缩。弥漫性脱发，光敏感。②关节症状：约95%的患者有关节痛，常累及手指、足趾、膝及腕关节，似类风湿性关节炎的表现，有晨僵。③肾脏损害：75%的患者有肾脏损害。④心血管：76%的患者有心脏损害，以心包炎最多见。50%的患者可出现动脉炎、静脉炎。⑤呼吸系统损害：胸膜炎。⑥精神神经症状，可表现为各种精神障碍如躁动、幻觉、妄想及强迫观念。也可有神经系统症状，如颅内压增高、脑膜炎、脑炎及癫痫样抽搐等。⑦消化系统症状：口腔溃疡、恶心、呕吐、腹痛、腹泻等症状。⑧血液系统损害：溶血性贫血、白红胞减少、血小板减少发生率较低。

148. 红斑狼疮预后如何？

目前系统性红斑狼疮不能达到彻底治愈的目标。但10年生存率已提高至80%以上，治疗成功的一方面是让患者对自己的疾病有正确的认识，使其充满信心，坚持随访，按医生的指导坚持合理治疗；另一方面是提高患者的生活质量，死因主要是感染及肾衰。

149. 皮肌炎有何表现？

皮肌炎是一种累及皮肤和肌肉的非感染性的急性、亚急性或慢性炎症性疾病，为自身免疫性结缔组织病之一。多见于40～60岁，男女之比例约1:2。上眼睑为中心的特殊水肿性淡紫红色斑片系皮肌炎的特征性皮损，可扩展至上胸。任何横纹肌均可受累，最常侵犯肩胛带肌、四肢近端肌群、颈部肌群及咽喉部肌群，出现举手、抬手、下蹲、吞咽困难及声音嘶哑。呼吸肌和心肌受累可出现呼吸困难，甚至心衰。可有不规则发热、消瘦、贫血、间质肺炎、脾肿大、关节炎。成人患者约20%并发恶性肿瘤。血清肌酶升高，肌电图示肌源性损害。肌肉活检示骨骼肌纤维肿胀，横纹消失，肌细胞核增多，肌纤维透明变性、断裂、颗粒样变性或空泡样变性，着色不良，可有巨细胞反应。

150. 结缔组织病治疗原则有哪些？

（1）早发现，早治疗：卧床休息，注意营养，给予高蛋白、高维生素饮食。有雷诺现象者注意保暖。

（2）糖皮质激素应用：最好选用不含氟的中效激素，如泼尼松。系统性硬皮病用中小剂量激素。

（3）免疫抑制剂应用：如甲氨蝶呤、环磷酰胺及硫唑嘌呤。注意肝肾副作用。

（4）重症患者根据情况选用大剂量免疫球蛋白、血浆置换。关节症状明显者加非甾体类抗炎药如吲哚美辛、阿司匹林及扶他林等。

十七、性传播疾病

151. 什么是性传播疾病？我国规定性病监测有哪几种病？

过去，医学上把因性行为放纵，通过性交将病原体从一个人传染给另一个人而引起的疾病，称性病。性病俗称花柳病，意指寻花问柳，搞不正当的性交行为。当时性病主要包括：淋病、梅毒、软下疳、腹股沟肉芽肿及性病性淋巴肉芽肿等5种传统疾病。

1976年以来，世界卫生组织将性病的概念和病种范围扩大：凡是由性行为接触而进行传染的疾病，统称为性传播疾病。如生殖器疱疹、生殖器疣、非淋菌性尿道炎、阴道滴虫、外阴部白色念珠菌病、艾滋病等20多种疾病。

我国已规定将淋病、梅毒、尖锐湿疣、非淋菌性尿道炎、生殖器疱疹、软下疳和性病性淋巴肉芽肿及艾滋病等8种疾病作为我国的性病监测病种。

152. 性传播疾病的传染途径有哪些？

性传播疾病均由各种病原体引起。这些病原体存在于患者的体内及某些分泌物中。性交是性传播疾病的主要传染途径，当健康人与患者性交时，病原体可以通过生殖器皮肤粘膜的轻度擦伤处侵入人体，如淋病、梅毒，或者通过性交时身体的密切接触而传染，如疥疮、传染性软疣、阴虱等。其他性行为如口-生殖器接触、口-肛门接触、生殖器-肛门接触都是传播途径之一，如男性同性恋的艾滋病和肠道感染。部分性传播疾病的病原体，也可以通过间接的途径传播，如通过病人污染的毛巾、内衣裤、卧具、浴盆、马桶等传播的淋病、疥疮和滴虫病。还可以通过输血或血液制品、注射针头等传播，如肝炎、艾滋病。一些性传播疾病还可以在妊娠或分娩的过程中，感染给新生儿或胎儿，如胎传梅毒、新生儿淋菌性结膜炎、新生儿疱疹感染。

153. 哪些人易患性传播疾病？

性传播疾病的传播，不仅是个医学问题，而且与社会制度、个人背景（经济收入及文化教育层次）、风俗、性卫生宣教也有相当大的关系。据调查表明，卖淫嫖娼者、有多个性伴侣者、少数个体从业人员、吸毒者患性传播性疾病的比例很高。尤其是卖淫嫖娼者，由于他们频繁地交换性伴，剧烈频繁的性器官接触，为互相感染性病创造了有利的条件。一些与外籍人员接触甚多的年轻人容易受到西方"性解放"思想的影响，也容易染上性病。当然对于那些长期得不到性满足的出差在外者、晚婚者以及精神上孤独、压抑、心理变态者、独身者或同性恋者，性病的发病率也很高。近年来，由于淫秽录像、影碟在社会上的流传，毒害着青少年，随之带来的初始性生活年龄的提前，也使得他们患性病的风险大大增加。因此，如何切断性病传播途径，加强性卫生宣教，减少性病易患者，是我国亟待解决的问题。

154. 性传播疾病对人类有哪些危害？

性传播疾病的危害极大，它不仅危害个人，还给家庭、下一代及社会带来极为严重的影响。①危害个人健康：得了性病后首先危害的是患者本人，如梅毒不仅可累及皮肤与粘膜，还可侵犯全身所有脏器，如果心血管与神经系统受累，则可危及生命。男性患了淋病若不及时治疗，可并发附睾炎而致男性永久性不育。当然，上世纪80年代所出现的艾滋病乃属"超级癌症"，患者一旦确诊为本病，死亡率高。②危害家庭：患者得了性病后，通过性生活可传染给配偶，不仅影响了配偶的健康，而且伤害了配偶的感情，动摇了婚姻的稳定基石；另外，通过与分泌物的间接接触，如马桶、浴缸、毛巾等可再传染给家属，后果更不甚设想。

③危害社会：性病的蔓延不仅败坏了社会风气，而且给国家经济造成了很大的浪费，更严重是，整个民族的繁荣与昌盛将受到挑战。④危害下一代：孕妇若受到艾滋病病毒、梅毒螺旋体、衣原体、支原体等的感染后，可通过胎盘进一步感染胎儿，导致流产、早产、死产及先天性畸形。即使是宫内健康的婴儿，在出生时也不能幸免于难，因为患有淋病、尖锐湿疣的母亲在分娩时可将传染性极强的阴道分泌物带给婴儿，造成新生儿淋菌性眼炎或尖锐湿疣的发生。

155. 现代性病有哪些新变化？

现代性病的发病正在有所变化，以往以梅毒为主，现在是淋病成为发病率最高的性传播疾病。据国外资料，有的国家淋病的发病率比梅毒高 10～15 倍，在我国淋病的发病率也列为性病之首。

现代性传播疾病中发病最为突出的淋病，虽然有特效药如青霉素、磺胺等，但越来越多的病人不敏感。有 43 个国家分离出耐青霉素酶的淋球菌，链霉素耐药菌也已超过 50%，对磺胺耐药的性病患者就更多。世界上已有几十个国家和地区发现耐青霉素的淋病球菌菌株。香港和东南亚国家在上世纪 80 年代发现的这种耐药菌株占淋病的 15%～60%。我国据各地不完全统计，耐药菌株率高达 52.5%～78%。这是严重的问题，它给淋病的防治带来困难。

艾滋病已成为现代性病的重点，这是由于艾滋病全身症状严重，再加上尚无特效治疗，重复或反复感染者多，最终死亡率几乎将近 100%。艾滋病患者迄今已有 4000 万，波及全世界 100 多个国家，已成为全球最关心的热点之一。

除此以外，现代性病尚由于性行为方式的多样化，病变部位发生在生殖器以外的部位比以往多见，如男性同性恋的肛门性交、口肛接触，因而病变可发生在咽部、直肠、肛门。也有病变不发生在生殖器部位，如艾滋病。

156. 一旦得了性病怎么办？

（1）人们一旦得了性病，大多有一种特殊的心态，那就是对自己的隐私保密，想方设法秘密治疗，但这种想法是绝对错误的。因为正是那些"祖传秘方，包治包好"的江湖郎中利用患者不敢暴露病情，不敢往外声张的弱点，花言巧语骗取患者的信任，其实他们什么实验室条件都没有，自己也稀里糊涂，就凭着伶牙俐齿，察言观色，信口胡诌，将未患性病者，说成染上了梅毒、淋病，并以假药敲诈性病患者的钱财，甚至以毒药坑害患者，造成患者在经济上、肉体上、精神上的极大损失。故劝告患者一旦患病，不要随便投医，以免延误病情，害己害人。

（2）一旦患病，自己千万勿乱用药。因为性病是专科病，它有一套特殊的诊断、治疗的技术和方法，有时并不是一般的抗生素可以奏效的。性病的诊断，有的时候需要找到活的病原体，如果在没有明确之前，就盲目治疗，往往会影响化验结果，掩盖性病的典型症状和体征，从而给明确诊断造成困难，致使延误治疗。

（3）患病后不能讳疾忌医，应及时到正规医院的性病门诊去看病。同时向医生介绍真实的病史与病情，并通过全面的性病化验，相信一定能得到明确的诊断。然后，医生会对症下药，使患者得到正规的治疗。当然，医生会为患者保密，此乃医生的职业道德。

（4）当知道自己得了性病时，无论性伴侣是否有泌尿系统的不适表现，一定要动员他（她）去医院诊治，以便及早发现，及早治疗，避免交叉感染。

（5）要适当休息，按时用药。

（6）注意清洁卫生与消毒隔离。

（7）患病期间避免同房、结婚、生育。

157. 为什么得了性病要全面检查?

性病是一种隐蔽性很强的传染病,其传染源往往是哪些娼妓、嫖客或是多个性伴侣的性乱者、吸毒者,他(她)们频繁地交换性对象,对所患疾病又讳莫如深,日积月累、又不能及时得到治疗,导致在生殖道的病变及分泌物中隐藏了多种性病病原体,通过性交或类似性行为不断地将多种病原体传播给对方,导致了对方多种性病病原体的混合感染(或多重感染),如淋球菌所致的淋病往往合并衣原体所致的非淋菌性尿道炎;同时淋病与非淋菌性尿道炎持续存在,造成了生殖器部位的温暖潮湿的环境,诱发或加速尖锐湿疣的生长,使得尖锐湿疣迁延不愈;生殖器溃疡(梅毒螺旋体所致的硬下疳、杜克雷嗜血杆菌所致的软下疳、生殖器疱疹所致的溃疡)的存在能明显增加患艾滋病的风险。因此,一个人由于不洁性生活而染上了某种性病,一定要进行全面彻底的检查,以排除多种性病混合感染的存在,及早发现淋球菌、艾滋病病毒等的携带者,及早发现潜伏梅毒的存在,做到及早的诊断、及时的治疗,不仅可挽回本人及时治疗的机会,而且也控制了传染源的进一步扩散。

158. 为什么性病患者的配偶也要及时接受检查?

夫妇一方一旦出现尿道或阴道的异常分泌物,如颜色改变、分泌物量明显增多、尿痛、排尿困难、外阴部起皮疹等,应立即停止性生活,及时到医院去检查。若被诊断为某种性病,对于发病的一方尤其是男方,应以大局为重,从爱护配偶的角度出发,有技巧地做好配偶的思想工作。即使配偶无任何不适感觉,也要动员其前往医院及时接受检查,千万不能因为"不好交代,有碍面子"等顾虑,对配偶守口如瓶。这样下来,反而延误配偶病情,害人害己,悔恨终身,若未生育,还可危害到下一代。而且若一方经过检查和治疗彻底治愈,而配偶未经检查与治疗,那么配偶作为隐匿的传染源，反而会通过性交或类似性行为又将该种性病传给彻底治愈的一方，造成了夫妻双方所患的性病恶性循环，永远"不断根"。

配偶通过检查化验，若被诊断为同样的疾病，应同样接受治疗，若查出的结果在正常范围，也不能掉以轻心，因为各种性病感染后，都有长短不一的潜伏期，如淋病需要3~5日发病。梅毒潜伏期在3~4周，而所检测的血清抗体出现的时间更晚；尖锐湿疣需3~8个月才能出现新生物。因此，即使一时无症状或无异常发现也不能说明未染病，配偶应该定期随访，待医生允许，方可恢复性生活。

159．性病患者在症状消失后为什么还会复发？

大部分性病如淋病、梅毒、非淋菌性尿道炎、尖锐湿疣等，一旦明确诊断，治疗还是容易的，经过及时治疗可以在短期内，有的可在一两天内症状消失或明显减轻。此时，有些患者误以为痊愈，而不再继续治疗，也有的患者只接受了一次治疗，不遵医嘱而不再复诊，这是对自己很不负责的表现。因为症状消失不等于彻底治愈，如淋病、梅毒、非淋菌性尿道炎的痊愈，应该根据化验结果来证实，凡未经化验者都有复发或成为病原体携带者的可能，因此，在症状消失后，应遵医嘱，按时复诊化验。如淋病及非淋菌性尿道炎应该在症状消失后，进行淋菌、衣原体或支原体的检验，确定为阴性方可认为痊愈。对于梅毒则在治疗后定期进行血清反应素的滴度检测，以判断病情的变化。对于尖锐湿疣则应由医生在临床检查后，确定治愈与否，并且应该定期随访以确定是否复发。由此可见，治疗性病不是一蹴而就的，应该定期复诊，以求彻底痊愈。当然我们也不主张那些性病恐怖症患者在性病体检及化验完全正常的情况下，仍反复四处就诊，进行无休止的化验，既浪费精力又浪费财力。

160. 性病会影响生育吗？

人类生育的最佳年龄是在 20～35 岁之间，此阶段是性发育成熟和功能的活跃期，而性病也最易发生在这段年龄，此病可严重地影响患者的生育能力。

当前，我国性病发病率最高的是淋病，淋球菌可以侵犯男性生殖器官如附睾、输精管和女性输卵管。这些生殖器官被感染后，由于炎症反应可使管壁堵塞，精子或卵子不能通过，而造成永久性不育。

非淋菌性尿道炎的病原体侵入子宫和输卵管，引起盆腔炎，最终导致输卵管瘢痕性阻塞。同样此病原体也能侵犯睾丸和附睾，造成男性不育。影响生育的另一种性病是梅毒，患有活动性梅毒的妇女不孕率高达 23%～45%，比正常人高出一倍。患有梅毒的孕妇，4 个月以后梅毒螺旋体可通过胎盘感染胎儿，同时胎盘内发生多发性小动脉炎，形成梗塞，胎盘组织坏死，胎儿不能获得营养，发生流产、早产或死产。即使足月分娩的婴儿，约有 57% 的死婴，侥幸存活的梅毒婴，死亡率也很高。患生殖器疱疹的妇女，也会导致不育，此病孕妇常易发生早产、流产，感染此病的新生儿 60%～70% 可因此而死亡。引起生殖器疣的病毒对胎儿最大危害之一是导致流产，被感染的新生儿可导致死亡。

161. 孕妇得了性病要不要流产？

孕妇一旦在分娩前发现得了性病，则应该全面检查，若是梅毒和淋病经过正规的治疗是可以治愈的，不必流产。但在孕妇治疗梅毒、淋病时勿选用对胎儿有害的药物如四环素等；若是生殖器疱疹，应定期做产前检查，一旦确定胎儿感染生殖器疱疹病，可根据孕妇的意愿作出是否终止妊娠的决定。若孕妇得了尖锐湿疣，可以不流产，但一定要及早治疗，同时，不要用足叶草毒素酊治疗，因为本品有致畸作用。分娩时，最好采用剖宫产，而不要经产道生产。若孕妇患的是艾滋病，因艾滋病毒可以垂直传播给胎儿，造成母婴都不幸，故应终止妊娠。

162. 性传播疾病如果不及时治疗会不会癌变？

性传播疾病（STD）属于感染性疾病范畴，一般不会引起癌变。但是有些性传播疾病如某些特殊类型的尖锐湿疣、女性生殖器疱疹等与某些恶性肿瘤常明显相关。现研究表明，布列瘤（巨大尖锐湿疣）与癌有关，大约15％的阴茎癌、5％的女阴癌及相当多的肛门癌是在长期存在尖锐湿疣的基础上发生的，这种转化一般要经过较长的潜伏期（约5～40年）。近年来的研究还发现有生殖器疱疹的妇女宫颈癌的发病率也增高。

另外，腹股沟肉芽肿、性病性淋巴肉芽肿、艾滋病也可以继发恶性肿瘤的形成。多年迁延不愈的腹股沟肉芽肿患者可因免疫力降低而使皮损有时演变成鳞癌，部分性病性淋巴肉芽肿患者由于长期的直肠狭窄，使得肛门外周的皮肤继发癌变，部分的艾滋病患者可出现少见的恶性肿瘤，如卡波西肉瘤最多发。

163. 淋病是什么？

淋病是由淋病双球菌引起的泌尿生殖器官粘膜的急性或慢性炎症，其分泌物从尿道流出并呈淋沥状，故名淋病。开始为粘液样分泌物，数日后变为黄色脓液。常继发包皮及其附近皮肤感染；也可经血液传播到身体其他部位，形成腱鞘炎、关节炎、皮炎、心内膜炎和脑膜炎等，严重者还可引起败血症，表现高热、腹痛，甚至危及生命。

164. 淋病的传播途径有哪些？

淋病主要通过性交传染，也可以通过污染的衣裤被褥、寝具、毛巾、浴盆、马桶圈和手等间接传染，幼女常通过间接途径受传染，也有极少数幼女受性虐待而被感染。新生儿淋菌性结膜炎多在通过母体产道时受传染。妊娠期妇女淋病患者，可引起羊膜腔内感染，包括胎儿感染。

165. 淋病需要做哪些检查？

（1）涂片：取尿道脓液涂片，如果在多形核白细胞内找到革兰染色阴性的双球菌，则诊断可成立。淋病在急性期直接涂片的阳性率达95%～99%，对男性急性淋菌性尿道炎的诊断具有特异性，女性特异性较低。荧光抗体染色和PCR检验较为敏感，对确诊本病有帮助。

（2）培养：运用于某些临床症状疑似淋病而涂片检查阴性或症状不典型而涂片中有些菌像淋球菌的病人。淋球菌的培养对症状很轻或症状不明显的患者都很敏感，是确诊的可靠方法。

（3）有合并症者需做其他相关检查，如前列腺液涂片和培养、妇科检查等。

166. 淋病常用的治疗方法有哪些？

Ⅰ. 淋菌性尿道炎、宫颈炎：（1）普鲁卡因青霉素480万单位，分两侧臀部一次肌肉注射，加丙磺舒1.0g，顿服。（2）羟氨苄青霉素30g，加丙磺舒1.0g一次口服，再加强力霉素100mg口服，每日2次，共7天。（3）如对青霉素有耐药可用：①壮观霉素2.0g（宫颈炎可用4.0g）一次肌注。②氟哌酸800mg一次口服或200mg每日2次。③头孢噻肟1.0g，一次肌注。④头孢三嗪250mg，一次肌注。对上述药物过敏者可用：强力霉素100mg口服，每日2次，连续用7天（孕妇禁用）；四环素500mg口服，每日4次，连服7天（孕妇及8岁以下儿童禁用）；红霉素500mg口服，每日4次，连续7天。

Ⅱ. 淋菌性眼炎（结膜炎）：成人可用以下方法之一：（1）头孢三嗪1.0g肌注，每日一次，连用5天。（2）头孢噻肟1.0g，肌注，每日1次，连用5天。（3）壮观霉素2.0g肌注，每日2次，连用5天。并应用生理盐水冲洗眼部，每小时1次，冲后用0.5%红霉素或1%硝酸银液滴眼。新生儿淋菌性眼炎可用下面方法之一：①头孢三嗪25～50mg/kg（单次剂量不超过125mg）静滴或肌注，每日1次，连用7天，早产儿和高胆红素血症婴儿慎用。②头孢噻肟25mg/kg，静滴或肌注，每日1次，连用7天。

Ⅲ. 淋病性咽炎：头孢三嗪250mg，一次肌注，或用氟哌酸400mg，1次口服，壮观霉素对本病无效。

Ⅳ. 淋病性直肠炎：头孢三嗪250mg，1次肌注，或用氟哌酸400mg，1次口服，四环素对本病无效。

Ⅴ. 儿童淋病：体重小于45kg都可选用以下方法之一：①头孢三嗪125mg，1次肌注；②头孢噻肟250mg/kg，肌注，每12小时1次。③壮观霉素40mg/kg，1次肌注。体重大于45kg者按成人方案治疗。

Ⅵ. 有合并症淋病（包括淋病性输卵管炎和附睾炎）：头孢三嗪250mg，每日肌注一次，连续10天；氟嗪酸200mg，每日2次口服，连续10天（肝肾功能障碍、孕妇、儿童及18岁以下的少年禁用）。

Ⅶ. 播散性淋病：头孢三嗪1.0g，12小时静脉注射1次，5天后改为250mg，每日肌注1次，连续7天；头孢噻肟1.0g，每日肌注1次，连续7天；或头孢噻肟1.0g，静脉注射，每8小时1次，5日后改为1.0g，每日肌注1次，连续7天，出现脑膜炎或心内膜炎者使用头孢三嗪1～2g，静脉滴注，每12小时1次。淋菌性脑膜炎疗程约2周，淋菌性心内膜炎疗程至少4周。

167. 淋病用药注意事项有哪些？

（1）应早期诊断，早期治疗。

（2）遵循及时、足量、规则用药的原则，根据不同的病情采用相应的治疗方案，若治疗不合理或延误治疗时机，进入慢性期，产生合并症或播散性淋病，就难以达到彻底治愈。

（3）儿童、孕妇及肝肾功能障碍者用药时应注意查明药物的禁忌证，避免误服。

168. 如何预防淋病？

①洁身自好，反对性自由、性解放。②提倡淋浴，在公共浴池，不入池。③患病后及时治疗以免传染给别人。④未治愈前禁止性生活。⑤经常肥皂清洗阴部及手。⑥新生儿出生即应用1%硝酸银清洗眼，进行预防。

169. 妊娠淋病有哪些危害？

女性淋病患者妊娠期间多无临床症状，故不易被发现。如不及时治疗，孕妇可发生胎膜早期破裂、羊膜腔内感染、子宫内膜炎、早产、产后败血症等，危及孕妇的生命。胎儿也可以感染淋球菌，导致胎儿在子宫内发育迟缓，体重减轻，甚至还可引起新生儿败血症，增加新生儿死亡率。因此，可疑淋病患者产前检查时，应常规做宫颈涂片及培养，以确定有无淋病。

170. 非淋菌性泌尿生殖道炎有哪些主要症状？

本病的临床特点有慢性和非典型性倾向，潜伏期1～3周。男性可有尿道刺痒，烧灼感和排尿疼痛，少数有尿频、排尿困难，尿道口轻度红肿，少量稀薄粘液性至粘液脓性分泌物。部分患者无症状。治疗不当或未治疗，可有并发症，常见的有急性附睾炎、亚急性及慢性前列腺炎和尿道狭窄，表现为尿道炎和并发症共存；极少数伴发 Reiter 综合征，表现有尿道炎、关节炎、角膜炎、结膜炎和皮疹。女性可有白带增多，下腹痛，宫颈水肿或糜烂，宫颈口黄色粘液脓性分泌物等，尿道受累可有尿道灼热或尿频、尿道口充血、微红，挤压常有分泌物溢出。部分患者无症状,女性并发症有子宫内膜炎、输卵管炎和继发不育,也可有前庭大腺炎、阴道炎、盆腔炎、肛周炎、异常妊娠,新生儿结膜炎或肺炎和产褥感染。

171. 非淋需要做哪些检查?

本病除常规体检外,必须进行实验室检查,以明确诊断,及时有效地治疗。一般采取标本用泌尿道拭子或刮片,少数取前列腺液、精液、关节液或输卵管、直肠活检物。近年有用初段尿标本离心者。对这些标本进行涂片直接镜检、细菌培养、直接免疫荧光抗体检查、酶联免疫吸附试验、DNA 杂交及聚合酶链反应(PCR)。也可取血标本进行血清学试验,具体方法可根据实验室条件、不同病原体及临床表现的不同而具体选择,有条件者可做药敏试验。

172. 非淋常用的治疗方法有哪些?

本病一般采用敏感抗生素口服用药治疗。成人尿道炎(粘液脓性宫颈炎)可用阿奇霉素 1.0g,单剂量口服;强力霉素 0.1g,每日 2 次口服,连续 7~14 天;美满霉素 0.1g,每日 2 次口服,连续 7~14 天;红霉素 0.5g,每日 4 次口服,连续 7~14 天。妊娠期妇女、婴幼儿、8 岁以下儿童用红霉素治疗,儿童用量每日 50mg/kg,分 4 次口服,连续 7~14 天。对有并发症的患者,视病情适当延长治疗时间。疗程结束 1 周后进行分泌物等的随访复查,以确保治疗的有效及有没有重复感染。

173. 孕妇感染衣原体和支原体有什么危害?

对于孕妇来说,感染衣原体和支原体是十分危险的,妊娠高血压综合征、羊水过多、早产、胎膜早破、绒毛膜炎和子宫内膜炎是人型支原体和解脲支原体感染的孕妇最常见的合并症。孕妇感染以后,胎儿可能发生围生期感染,子宫内感染的患儿先天性心脏病的发生率和围生期病死率都显著升高，支原体引起的胎儿畸形的原因是由于支原体使细胞染色体发生不可逆的变化。

174. 何谓尖锐湿疣？

尖锐湿疣又称生殖器疣、性病疣，它是由人乳头瘤病毒HPV6型、11型、16型、18型感染而引起的皮肤病，主要发生于生殖器、肛周等处，好发年龄在16～35岁之间。尖锐湿疣的潜伏期长短不一，一般为3～8周。处于潜伏期者，病毒潜伏于人体，也有传染性，同样是传染源。尖锐湿疣的传播途径有：①直接性接触传播，约占70%，病期平均在3个半月时传染性最强。②母婴传染：婴幼儿尖锐湿疣或喉乳头瘤病和儿童尖锐湿疣，可能是分娩过程中胎儿经过感染HPV的产道或出生后与母亲密切接触而传染的。③间接接触传染：日常生活用品如内裤、浴盆、浴巾传染，极其少见。尖锐湿疣男性好发于冠状沟、龟头、包皮、系带、尿道口，少见于阴茎体部，同性恋者可发生于肛周及直肠；女性好发于大小阴唇、阴蒂、肛周、宫颈和阴道，偶见于腋窝、脐窝、乳房等处，尤其易发生于慢性淋病、白带多及包皮过长者。初起为细小淡红色丘疹，后逐渐增大增多，表面凹凸不平，湿润柔软，呈乳头样，或菜花样突起，红色或污灰色，且易发生糜烂渗液，易出血，一般无明显痒感及痛感。

流行病学资料表明，尖锐湿疣与生殖器癌之间有着密切关联。有报告5%～10%的外阴、宫颈、肛周的尖锐湿疣，经过一段时期后可出现间变和发展为原位癌或浸润癌，许多实验研究也进一步表明，HPV、尖锐湿疣和生殖器癌三者之间存在着因果关系。

175. 尖锐湿疣易与哪些疾病混淆？

（1）阴茎珍珠样丘疹：属正常生理性变异，成年人24%有生理性变异。无自觉症状，其发生与性生活无关，表现为沿龟头冠状沟有排列整齐、大小一致的珍珠样丘疹。

（2）女阴假性湿疣：主要发生于小阴唇内侧和阴道前庭，对称分布形如鱼卵状或绒毛状，排列规则，部分细长。

（3）扁平湿疣：为二期梅毒皮疹，基底宽、无蒂、外观扁平，表面潮湿、光滑，梅毒血清反应阳性。

（4）生殖器鲍温样丘疹病：较少见，主要与人乳头瘤病毒16型感染有关，表现为生殖器部位多发性红色小丘疹，直径2～10mm，临床上很像尖锐湿疣，但组织学上类似鲍温病改变。

176. 尖锐湿疣常用哪些方法治疗？

目前治疗主要以外治为主，内治为辅。外治有药物治疗、冷冻治疗、激光、微波手术等，可根据皮损大小、多少、生长部位选用激光、冷冻、电烧灼治疗或手术切除，以上方法可与全身或皮损内注射干扰素联合应用，部分小而局限的皮损可通过局部用药治疗，可供选择的有0.5%足叶草毒素，外用，每日2次，连用3天，重复疗程需间隔4天；20%的足叶草酯酊外用，每周1～2次，注意保护周围皮肤和粘膜，擦药2～4小时后洗去；3%酞丁安霜，每日外擦1～2次；33%的三氯醋酸，外用；5%的5-氟尿嘧啶软膏外擦，每日2次至皮损消退。需要注意的是，本病容易复发，发现复发要及时给予复治。外用药使用时，注意保护周围正常组织，足叶草毒素、足叶草酯酊有致畸作用，孕妇及婴儿禁用。

妊娠期患尖锐湿疣，有复发或加重倾向，且生长较快，治疗上，外用药物及其他疗法，需注意药物的毒副作用及因疼痛而发生流产。分娩时一般应剖宫产，以免经阴道分娩时造成母婴传播。

177. 梅毒是怎么得的？

梅毒病原体为苍白螺旋体，具有8～20个旋圈，长约

6～15μm，高倍放大于原浆中见有颗粒，在电子显微镜下观察螺旋体可见两束纤维，每束由 3 根原纤维组织，伸展到该螺旋体两端的胞浆内。所谓"鞭毛"其实是由纤维束破裂产生的，这些原纤维直径约 10nm，位于浆膜和外细胞壁之间，它们可以收缩。螺旋体运动特别活泼，共有三种运动方式：①全身弯曲如蛇形；②依其长轴旋转而前进；③伸缩其螺旋圈之间的距离而移动。三种运动中以第二种运动方式为常见。梅毒的传播可以直接由性交（占 95%）以及接吻、哺乳、握手、手术、输血等传播途径传染。亦可间接由衣服、毛巾、烟嘴、食具、玩具、医疗器械、种痘等而传染，间接传染较直接传染要少得多。梅毒的后天传染由皮肤、粘膜侵入，以阴部多见，阴部外如口唇、舌部、手指、乳房等处则少见。先天梅毒多在妊娠 4 个月后由胎盘传染，临床上不发生硬下疳。

178. 一期梅毒有哪些主要症状？

主要症状为硬下疳，通常在螺旋体侵入人体后 9～90 天，平均 3 周后，在受侵局部出现硬下疳，其特点是初起为单个暗红色斑丘疹或丘疹，逐渐增大，很快表面形成糜烂面，并演变为浅溃疡。典型硬下疳，直径 1～2cm 大小，圆形或类圆形，略高出皮面，皮面呈肉红色糜烂面，其底清洁呈细颗粒状，有少量浆液性分泌物，内含大量梅毒螺旋体。皮损境界边缘清楚，触之有软骨样硬度，无疼痛及触痛，数目常为单个，偶可为 2～3 个。损害绝大多数发生于生殖器，男性多发于阴茎包皮、冠状沟、龟头或系带部，有些发生于尿道内、阴茎干或其基底部、阴囊上；女性则最多见于阴唇，亦可见于阴唇系带、尿道、舌、扁桃体、乳房、肛门等部位，硬下疳未经治疗约 2～6 周可自行痊愈，遗留轻度萎缩性瘢痕、色素沉着或无瘢痕。

感染后数小时梅毒螺旋体即沿淋巴管到达淋巴结内繁殖。1～2 周后附近淋巴结即开始肿大，以腹股沟淋巴结最多见，称梅毒性横痃。其特点为淋巴结较硬，彼此不融合，不化脓，表面无红肿、热痛。穿刺淋巴结检查，梅毒螺旋体常为阳性。淋巴结肿大消退速度较硬下疳缓慢。

179. 二期梅毒有哪些主要症状？

系一期梅毒未治疗或治疗不规范，梅毒螺旋体由淋巴系统进入血液内大量繁殖播散而出现的症状，可侵犯皮肤、粘膜、骨、内脏、心血管及神经系统。常见有流感样全身症状及全身淋巴结肿大，继之出现以皮疹为主的临床表现，骨、内脏、眼及神经系统症状较轻或少见。

皮肤损害为二期梅毒的主要表现，其形态多种多样，可有斑疹、斑丘疹、脓疱疹（少见）等而类似很多皮肤病，但也可有以下一些特点，具有共同性而有助于临床诊断，即皮损广泛对称，疏散而融合，发展和消退均缓慢，客观症状明显主观症状轻微；皮疹常呈铜红色，好发于掌跖；常伴有粘膜、毛皮、骨损害，梅毒血清反应阳性。

180. 三期梅毒有哪些主要症状？

早期梅毒未经治疗或治疗不充分，经一定潜伏期，通常为2～4年后，约有1/3患者发生三期梅毒，除皮肤粘膜、骨出现梅毒损害外，尚可侵犯内脏，特别是心血管及中枢系统等重要器官，危及生命。三期梅毒的共同特点为损害数目少，破坏症状轻微；损害内梅毒螺旋体很少，传染性小或无；梅毒血清反应阳性率低。

181. 梅毒需要做哪些检查？

梅毒的实验室检查可分为梅毒螺旋体检查、梅毒血清试验和脑脊液检查。

（一）梅毒螺旋体检查

(1) 暗视野显微镜检查：在皮损处，用刮刀刮取组织渗出液或淋巴结穿刺液，见有活动的梅毒螺旋体。

(2) 免疫荧光染色：在荧光显微镜下可见绿色梅毒螺旋体。

(3) 银染色：从内脏或皮损中检出梅毒螺旋体，但不特异。

(二) 梅毒血清试验：根据所用抗原不同，梅毒血清试验分为下列两大类：

(1) 非梅毒螺旋体抗原血清试验：用心磷脂作抗原，测定血清中抗心磷脂抗体。本试验敏感性高而特异性较低，且易发生生物学假阳性，目前一般作为筛选和定量试验观察疗效、复发及再感染的方法。

1) 性病研究实验室玻片试验（VDRL）：此法常用，操作简单，需用显微镜读取结果，缺点是对一期梅毒敏感性不高。

2) 快速血浆反应素试验（RPR）：是VDRL的改良，敏感性及特异性与VDRL相似，优点是肉眼即可读出结果。

3) 不加热血清反应素试验（USR）：也是VDRL的改良，敏感性及特异性与VDRL相似。

(2) 梅毒螺旋体抗原血清试验：用活的或死的梅毒螺旋体或其成分来作抗原测定抗螺旋体抗体，这种实验敏感性和特异性均高，一般用作证实试验，由于这种试验检验的是抗梅毒螺旋体IgG抗体，即使患者经过足够治疗，血清反应仍持续阳性。因此不能用于观察疗效、复发和再感染。

1) 梅毒螺旋体血凝试验（TPHA）：敏感性和特异性均高，操作简便，但对一期梅毒不如FTA-ABS敏感。

2) 荧光螺旋体抗体吸收试验（FTA-ABS）：此法是最敏感和最特异的螺旋体试验。

(3) 全面分析梅毒血清试验：梅毒血清试验对梅毒的诊断及追踪、观察有重要意义，但并非是唯一的依据，梅毒血清试验在一些疾病中可出现生物学假阳性，如流行性感冒、结核、疟疾、肝硬化、系统性红斑狼疮、肺炎、瘤型麻风、恶性肿瘤，少数孕妇和老人也可发生。此外，尚有血清试验假阴性，一般硬下疳发生2～3周才出现反应，故早期反应常是阴性。二期梅毒有1%的患者未稀释的血清VDRL呈阴性，即为前滞现象，而高度稀释后反而为阳性。

（三）脑脊液（CSF）检查：用于诊断神经梅毒，包括细胞计数、蛋白量、VDRL试验等。对神经梅毒患者来说，CSF的VDRL特异性很强，但敏感性低，可有阴性结果，而FTA-ABS特异性较VDRL差，但敏感性却较高，脑脊液VDRL是脑脊液中标准血清方法，其阳性应考虑为神经梅毒。

临床上诊断或怀疑梅毒时，一般先用USR或RPR作筛选检查，如果阴性即可否定梅毒，如果为阳性，且病史及体检不符合梅毒者，应进一步作梅毒螺旋体血清反应如FTA-ABS试验，以除外生物学假阳性。

182. 梅毒常用的治疗方法有哪些？

首选青霉素治疗。

（1）早期梅毒：包括一期、二期、病期在2年以内的潜伏梅毒。

普鲁卡因青霉素G 80万单位/日，肌注，连续10天，总剂量800万单位；或苄星青霉素G 240万单位，分两侧臀部肌注，每周一次，共2次；对青霉素过敏者，可应用盐酸四环素500mg，4次/日，口服，连服15天；或口服红霉素，剂量同四环素。

（2）晚期梅毒：包括三期皮肤、粘膜、骨梅毒病期超过2年或不能确定病期的潜伏期梅毒及二期复发梅毒。

普鲁卡因青霉素G 80万单位/日，肌注，连续15天为一疗程，疗程量是1200万单位；也可考虑给第二疗程，总量2400万单位，疗程间休息2周；或苄星青霉素G 240万单位，1次/周，肌注，共3次；对青霉素过敏者可用盐酸四环素500mg，4次/日，口服，连服30天为一疗程；或口服红霉素，用法同四环素。

(3) 心血管梅毒：如有心衰，首先治疗心衰，心功能代偿时，从小剂量开始或在治疗前一天开始服用强的松，每次 5mg，每天 4 次，连服 3 天，以避免发生吉-海反应，造成病情加剧和死亡。一般不用苄星青霉素而用普鲁卡因青霉素 G 80 万单位/日，肌注，连续 15 天为一疗程，疗程量为 1200 万单位，共 2 个疗程（或更多），疗程间停药 2 周；对青霉素过敏者，用盐酸四环素 500mg，4 次/日口服，连服 30 天为一疗程；或口服红霉素，用法同四环素。

(4) 神经梅毒：为避免吉-海反应，治疗前一日服泼尼松 5mg，4 次/日，共 3 日；水剂青霉素，每天 480 万单位，静滴 10 天为一疗程，间隔 2 周，重复一个疗程，总量 9600 万单位；或普鲁卡因青霉素 G，每天 240 万单位，肌注，同时口服丙磺舒，每次 0.5g，每日 4 次，共 10 天。接着再用苄星青霉素 G，每周 240 万单位，肌注，共 3 周。

(5) 妊娠梅毒：普鲁卡因青霉素 G，80 万单位/日肌注，连用 10 天，妊娠初 3 个月内注射一疗程，妊娠末 3 个月内注射一疗程。对青霉素过敏者用红霉素治疗（禁用四环素），服法及剂量与非妊娠病人相同。

(6) 先天梅毒：早期先天梅毒用普鲁卡因青霉素 G，5 万单位/kg 体重，肌注，连续注射 10 天。

晚期先天梅毒用普鲁卡因青霉素 G，5 万单位/kg 体重，肌注，连续 10 天为一疗程，8 岁以下儿童禁用四环素。

183. 梅毒用药注意事项有哪些？

梅毒用药应早期用药，剂量足够，疗程正规。首选青霉素，其优点是疗效高，疗程短，毒性低，且无耐药病例发生。对早期梅毒治疗，如青霉素过敏要用四环素，但孕妇及肾功能不良者禁用。对心血管梅毒和神经梅毒为避免发生吉-海反应，在治疗前口服强的松每次 5mg，4 次/日，连服 3 日，以免发生吉-海反应而使病情加剧和死亡,孕妇如青霉素过敏不能用四环素,而应该用红霉素代替。

184. 先天梅毒是怎么回事?

先天梅毒又称胎传梅毒,乃梅毒螺旋体经胎盘传染给胎儿,故胎传梅毒儿的母亲一定是梅毒患者。所以梅毒患者在治愈前一定不能结婚生育,否则会遗传后代。先天梅毒又分早期和晚期胎传梅毒两种。

(1) 早期胎传病毒:皮肤症状可在出生时、或出生数月出现,有各种各样皮肤损害,小儿发育不良。

(2) 晚期胎传梅毒:最主要症状为角膜炎、耳聋、哈金森牙齿(牙齿呈桑葚状)。

185. 梅毒对随访与复治有什么要求?怎样防护?

梅毒是一种破坏性全身性传染病,对人体危害很大,要对梅毒患者进行随访,有如下要求:

(1) 早期梅毒在充分治疗后第一年内每3个月复查1次,以后每半年复查1次,共2~3年,如发现血清复发或症状复发,应加倍量复治。

(2) 早期梅毒治疗后血清反应固定,而无临床症状者,应根据情况考虑检查脑脊液,以排除无症状神经梅毒。

(3) 晚期梅毒与晚期潜伏梅毒,治疗后血清固定,需随访3年以判断是否终止观察。

(4) 心血管和神经梅毒,应由专科医生随访终生。

梅毒的预防主要有如下几点:

(1) 提倡洁身自好,杜绝不洁性交。

(2) 患病后要隔离治疗,治愈前严禁性生活,对患者的性伴侣要进行检查或预防性治疗。

186. 生殖器疱疹有哪些主要症状？

（1）初次感染。初次感染疱疹病毒，经 2～7 天的潜伏期而发病，外阴患部先有灼热感，随即发生群集丘疹，可为一簇或多簇，继之形成小水疱，数日后演变为脓疱，破溃后形成糜烂、浅溃疡，有浆液或脓性分泌物，最后形成痂壳，约经 3～6 周方能完全消退。皮损好发于男性的冠状沟、龟头、尿道口、包皮等处；女性则多侵犯小阴唇、阴蒂、阴阜、子宫颈等处，有的患者可出现局部淋巴结肿大；有的出现全身症状，如畏寒发热、头痛乏力及全身不适等，个别患者甚至可出现骶 2～4 节段神经的感觉异常。病变除常见于上述部位外，还可发生在肛周、大腿、臀部，在男性同性恋者中可出现直肠损害，直肠的皮肤、粘膜可出现红肿、水疱、糜烂，有脓性分泌物患者常有局部胀痛、里急后重等感觉。

（2）潜伏感染和复发：生殖器疱疹具有很强的复发性，多数患者在原发感染后 4 个月内出现反复，1 年内常可有数次复发，以后随时间流逝，发作次数减少，复发症状较原发为轻，皮疹部位与原发感染相似。

（3）孕妇的 HSV-Ⅱ感染：妊娠早期感染疱疹病毒可引起胎儿畸形、死胎，如能分娩，则可表现为婴儿癫痫、出血倾向及肝脾肿大。婴儿如在出生时才感染疱疹病毒，则可出现兴奋，吃奶差，甚至发展为病毒血症、病毒性脑炎等。孕妇患原发性疱疹时，对胎儿的传播率约为 50%，患复发性疱疹则少于 8%，这是由于复发性疱疹的孕妇已有 HSV 抗体转移给胎儿，可防止或减少胎儿的感染。

187. 生殖器疱疹需要做哪些检查？

对于某些不典型病例则可做实验室检查，以协助诊断，常用的实验室诊断方法有：

(1) 细胞学诊断：取病损基底处细胞作涂片，用瑞特姬姆萨或帕氏染色，寻找大的多核巨细胞和多核巨细胞内嗜酸包涵体有助于诊断。

(2) 疱疹病毒的细胞学检查：取疱液作涂片，加荧光标记的 HSV-Ⅰ及 HSV-Ⅱ型单克隆抗体，荧光显微镜下查到多核巨细胞内发现苹果绿色荧光的病毒包涵体可作诊断。

(3) 疱疹病毒组织培养：用人胚或纤维细胞、人羊膜细胞、肾细胞等作病毒分离培养，用免疫荧光法进行鉴定。

188. 生殖器疱疹常用的治疗方法有哪些？

(1) 局部治疗：主要目的是防止继发感染，促进皮损尽快愈合，有继发感染时一般可用 1：5000 高锰酸钾溶液或 1：20 聚维酮碘溶液外擦；也可外擦 20% 紫草油、1%～2% 龙胆紫和红霉素、环丙沙星及莫匹罗星软膏，抗病毒外用药如 0.1% 疱疹净溶液、3%～5% 无环鸟苷、酞丁胺溶液或软膏等，局部疼痛症状明显者可局部外用 5% 利多卡因软膏以缓解疼痛。

(2) 全身治疗：可选用抗病毒、增强免疫功能之药物如无环鸟苷 200mg 口服，每日 5 次，共 5 天；或无环鸟苷注射液每日 15mg/kg，静滴，共 7 天。无环鸟苷是目前被认为治疗本病的有效药物，宜用于早期新发病变。此外，可选用阿糖腺苷 0.2～2mg/kg 静滴，共 5 天。酞丁胺能抑制 HSV 的复制，对复发性疱疹疗效好。或聚肌胞 2mg 肌注，每日一次，也可静脉或皮下注射 γ-干扰素，转移因子皮下注射、左旋咪唑口服等也有一定疗效。

189. 复发性生殖器疱疹是怎么回事？

第一次发生生殖器疱疹后，经过一定的治疗或未经治疗患者会逐渐好转，但这时并不能说明已痊愈，几乎 100% 患者会复发，这是由于 HSV 潜伏于骶神经节引起，当机体抵抗力降低时，病毒繁殖、复制。复发性生殖器疱疹多在原发疹后 1~4 个月内复发，一般均在原处复发，全身症状轻，10 天左右消退。

190. 孕妇、新生儿生殖器疱疹病毒感染有何危害？

孕妇 HSV 感染率比一般人高 2~3 倍，且病情重，可发生胎儿异常、早产、流产或死胎，新生儿对 HSV 异常敏感，可通过产道感染，出现高热、带状分布疱疹、肝脾肿大、脑炎、败血症，60%受感染新生儿因此而死亡，痊愈后无后遗症者仅为15%。因此应注意，丈夫患生殖器疱疹后避免与怀孕妻子发生性关系，以防母婴感染。

191. 如何预防生殖器疱疹？

（1）避免与发作期生殖器疱疹病人性接触，安全套不能完全防止病毒的传播。

（2）早期妊娠妇女生殖器疱疹最好中止妊娠，晚期妊娠感染者宜做剖宫产。

（3）保护局部卫生清洁。

192. 软下疳的临床表现是什么？

首发为炎性小丘疹，2~3 天内变成脓疱，迅速形成溃疡。溃疡呈圆形或卵圆形，边缘柔软但不整齐，周围皮肤充血，基底面为血管丰富的肉芽组织，上覆脓性分泌物。病人常感溃疡处疼痛，触之加剧，若继续扩大，往往在其周围出现 2~5 个成簇的"卫星"溃疡，如不经治疗，病变往往可持续 1~2 个月，最后愈合形成瘢痕。50%病例发生疼痛性腹股沟淋巴结炎，在原发性损害出现后数天至 2 周内（平均为 1 周）发生，多见于男性。淋巴结炎常为单侧，表面皮肤发红，有触痛，约 25%病例出现化脓，破溃后流出稠厚的米色脓液，遗留深在的溃疡。

50%软下疳患者可发生腹股沟淋巴结炎，也称软下疳横痃。

一般出现在原发性损害发生后数日到 3 周，只发生于一侧的腹股沟部，肿大淋巴结柔软，疼痛，表面红肿有波动感。如果不进行治疗，破溃后形成窦道。

由于炎症作用，软下疳可引起阴茎包皮水肿，甚至发生嵌顿性包茎。软下疳所致的阴茎坏死性溃疡，如侵犯尿道可引起尿道感染，出现尿痛、尿急、尿频，晚期形成尿道狭窄。

193. 如何治疗软下疳？

磺胺药有良好效果，可服用磺胺噻唑、磺胺嘧啶或磺胺异噁唑，每次 1g，每日 4 次，连用 10～15 日。其中以磺胺异噁唑疗效最佳。四环素、红霉素、卡那霉素也很有效。早期应用以上药物治疗可预防横痃发生。对已形成的横痃不宜切开，应反复抽取脓液，再将磺胺药注入脓腔内，疗效较佳。

（1）全身药物治疗：复方新诺明 2 片，口服，每日 2 次，连用两周。红霉素 0.5g，口服，每日 4 次，连用 2 周。阿奇霉素 1g，一次顿服。菌必治 250mg，一次肌注。环丙沙星 0.5g，口服，每日 2 次，连用 3～5 天。

（2）局部治疗：软下疳或淋巴结溃疡，可用碘伏或双氧水冲洗，然后外擦红霉素软膏或环丙沙星软膏，为了减轻疼痛，可做冷敷。腹股沟脓肿不必切开，可穿刺抽取脓汁后，注入药物，阴茎水肿引起包茎、嵌顿可手术治疗。

194. 什么是艾滋病？

艾滋病的全名是获得性免疫缺陷综合征，是 1981 年才被认识的一种新的性传播疾病。1985 年我国发现首例。病原体是人类免疫缺陷病毒（HIV），这种病毒具有极强的迅速变异能力，直接破坏人体的免疫系统，使人的抵抗力逐渐下降，最后完全丧失，引起条件致病菌感染，如念珠菌感染、肺囊虫肺炎、卡波西肉瘤等。它的特点是传播速度快，病死率高，目前尚无治愈该病的方法。故应引起大家的重视。本病的传播途径主要有：

（1）血液传播：包括共用未消毒的注射器、针头，如吸毒，或接受含有艾滋病病毒的血液等。目前在我国是最主要的传播途径。

（2）母婴传播：父母一方或双方感染艾滋病病毒都可使婴儿受感染，通过血液、产道、乳汁传给下一代。

（3）性接触传播：目前已在 HIV 患者的精液、阴道分泌物、宫颈粘液、唾液、眼泪、肺泡液、脑脊液、尿液中分离出了 HIV 病毒，流行病学证明血液和精液可传给下一代。性伴多，婚外性生活次数多，或生殖器粘膜有破损、疱疹、尖锐湿疣或免疫力低下者，感染艾滋病的机率大。

195. 什么是艾滋病的潜伏期和窗口期？

潜伏期是指从感染 HIV 起，至出现艾滋病症状和体征的时间，儿童平均 12 个月，成人平均 29 个月。个别病人可超过 5 年，最长达 14.2 年，最短仅 6 天。潜伏期病人体内有 HIV，是重要的传染源。窗口期是指从患者感染 HIV 到形成抗体所需要的时间。一般在感染后 5 周左右出现 HIV 抗体阳性，通过输血感染者，出现血清抗体阳性时间为 2～8 周，性交感染出现血清抗体阳性时间 2～3 周。

196. 艾滋病病毒有什么特点？

艾滋病病毒也就是人类免疫缺陷病毒（HIV），属 RNA 逆转录病毒，病毒颗粒呈球形或曲形，直径约为 100～140nm，病毒外层有刺突镶嵌的包膜，包膜糖蛋白由 gp120 和 gp41 组成。内层衣壳含有病毒编码的蛋白质 gp18 和 gp24。病毒核心有两条相同的单股 RNA 和含 Mg^{2+} 依赖性逆转录酶。HIV 对 CD_4^+ 细胞具有特殊的趋向性，能大量杀伤 CD_4^+ 细胞，使机体细胞免疫功能下降。HIV 对热敏感，在 56℃下经 30 分钟可灭活，对许多化学消毒剂均敏感，50％乙醇或乙醚、0.2％次氯酸钠、0.1％家用漂白粉、0.3％双氧水、0.5％来苏儿处理5分钟即可灭活，但对紫外线不敏感。

197. 艾滋病高危人群有哪些？

主要是男性同性恋者、妓女、双性恋和静脉吸毒者，其次是输血及经常使用血制品者、异性间滥交者，父母是艾滋病的儿童、性病患者及非静脉药瘾者。

根据防治工作需要，我国AIDS监测工作通常将下列10类人群列为高危人群：①性病患者；②吸毒者，尤其是静脉注射毒品者；③暗娼及嫖娼者；④同性恋者；⑤HIV感染者或AIDS病人的密切接触者；⑥归国人员，尤其是在国外半年以上者；⑦用过进口血液制品者；⑧涉外人员及服务人员；⑨接触HIV检验及病人的医务人员；⑩外宾，尤其是在华已居住1年以上的留学生、商人等。

198. 艾滋病的临床表现如何？

（1）急性感染：临床表现为一过性的传染性单核细胞增多症，血清检查艾滋病病毒抗体阳性。

（2）无症状的艾滋病病毒感染：抗艾滋病病毒抗体阳性，没有慢性淋巴结病综合征及其他临床表现。

（3）慢性淋巴结病综合征：持续性淋巴结肿大，在腹股沟以外的其他部位也有持续性肿大淋巴结，直径一般都在1厘米以上，可持续3个月以上，而查不出原因。

（4）合并有其他临床症状：持续1个月以上的发热、腹泻、体重减轻10％以上，而找不出原因；神经系统症状；继发肿瘤，如卡波西肉瘤、非霍奇金淋巴瘤和脑的原发性淋巴瘤；慢性淋巴性间质性肺炎。

典型艾滋病有三个基本特点：①严重的细胞免疫缺陷，特别

是 CD_4^+ T 淋巴细胞缺陷；②发生各种致病性机会感染特别是卡氏肺囊虫肺炎；③发生各种恶性肿瘤，特别是卡波西肉瘤。因此，诊断艾滋病常需下列条件：HIV 抗体阳性；近期内体重减轻 10％以上，且持续发热达 38℃一个月以上；近期内（3～6 个月）体重减轻 10％以上，且持续腹泻（每日 3～5 次）一个月以上；卡氏肺囊虫肺炎；卡波西肉瘤；明显的真菌或其他条件致病菌感染。

199. 如何治疗艾滋病？

目前尚无有效的治疗方法。这是因为 HIV 的病毒核酸与宿主染色体 DNA 整合，很难区别病毒蛋白及宿主细胞蛋白，而且宿主细胞密切参与相互作用周期的许多阶段，因此，很难找到既可选择性抑制病毒复制而又尽可能不损伤宿主细胞的药物。HIV 感染的早期治疗是十分重要的，通过治疗可减缓免疫功能的衰退。最近几年提出的鸡尾酒疗法比较有效，将抗病毒药物以及免疫抑制剂联合治疗，即混合药物疗法。主要包括以下几方面：①支持疗法可尽可能改善 AIDS 患者的进行性消耗。②免疫调节剂：常用的有 IL-2、IFN、G-CSF。③抗病毒制剂：主要是抑制 HIV 逆转录酶的药物，如叠氮胸苷。④机会性感染及肿瘤的治疗。⑤中医中药，据报道一些中草药在组织培养中有抑制 HIV 作用，中药和针灸可改善 AIDS 的症状。

200. 如何预防艾滋病？

艾滋病的疫苗目前正在研制中。预防艾滋病主要从三个方面着手：

（1）避免血液感染：不吸毒，不与他人共用一个注射器，不与别人共用牙刷、剃须刀，输血或使用血液制品要经过正规医疗机构检查合格。

（2）避免婚外性行为：如有性病应及时治疗，减少感染的机会。多性伴者尽量使用安全套预防艾滋病。

（3）感染了 HIV 的妇女，尽量不要怀孕、哺乳，多性伴者、静脉吸毒者、性病患者以及医务工作者是感染艾滋病的高危人群，应特别注意。

正常的交往，如与患者同桌吃饭、共用饮水器、洗手间、电话、游泳、握手、拥抱，都不会被传染，被蚊虫叮咬或接触纸币、硬币也不会被传染。